HARIHARANANDA · KRIYA YOGA

Heege

HEINRICH HUGENDUBEL VERLAG
Kailash
Buch

SWAMI HARIHARANANDA

KRIYA YOGA

HUGENDUBEL

Mein Dank gilt Ramesh Chandra Pattanaik,
der den Anstoß zu diesem Buch gab.
Swami Hariharananda

Aus dem Amerikanischen übersetzt von den Schülern des Autors

Kontaktadresse:
Kriya-Yoga, Postfach 68, 8859 Rennertshofen

Die Deutsche Bibliothek – CIP-Einheitsaufnahme
Hariharānanda <Svāmī>:
Kriya-Yoga / Swami Hariharananda. [Aus dem Amerikan.
übers. von den Schülern des Autors]. – 4. Aufl. – München :
Hugendubel, 1991
(Kailash-Buch)
ISBN 3-88034-191-5

4. Auflage 1991

Umschlaggestaltung: Dieter Bonhorst
Produktion: Tillmann Roeder
Reproduktion: EKG Repro GmbH, Stuttgart
Satz: Fotosatz Otto Gutfreund, Darmstadt
Druck und Bindung: Wiener Verlag, Himberg bei Wien

ISBN 3-88034-191-5
Printed in Austria

Inhalt

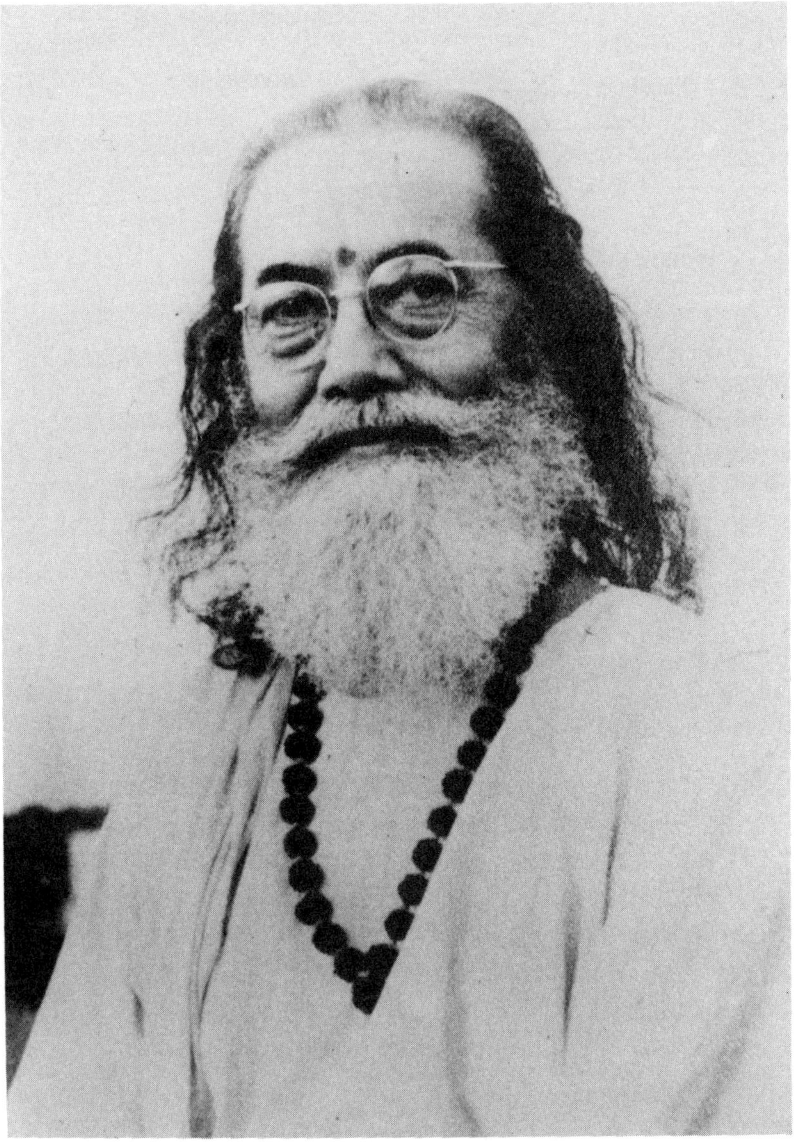

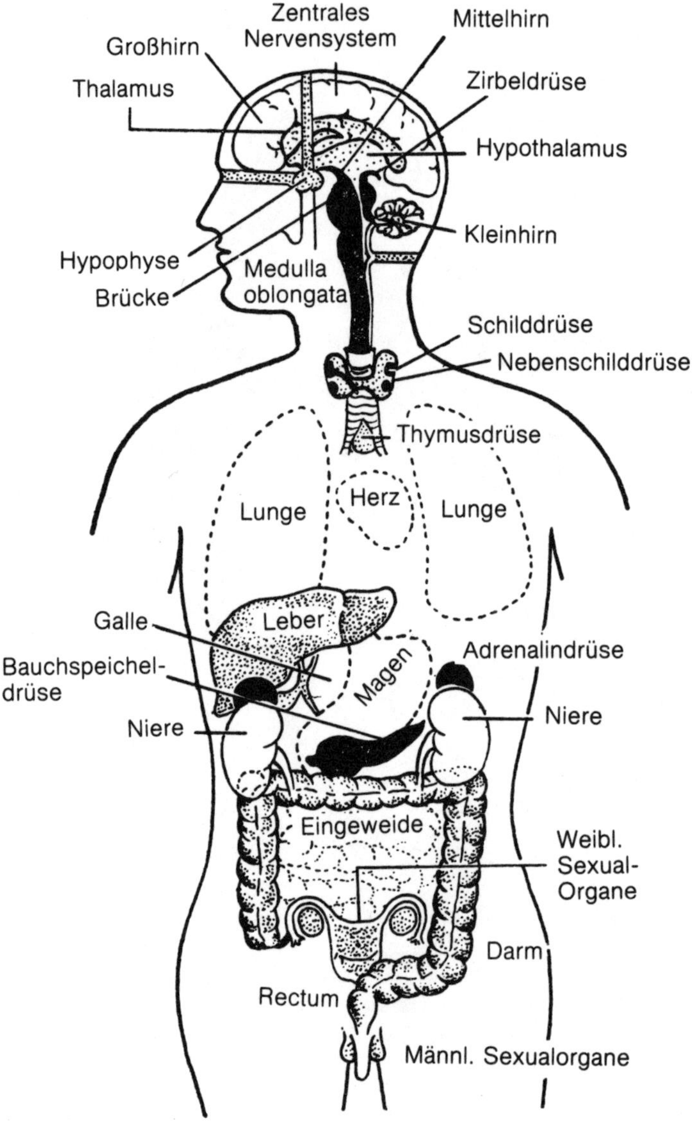

Zentrales
Nervensystem
Mittelhirn
Großhirn
Thalamus
Zirbeldrüse
Hypothalamus
Kleinhirn
Hypophyse
Brücke
Medulla
oblongata
Schilddrüse
Nebenschilddrüse
Thymusdrüse
Herz
Lunge
Lunge
Leber
Galle
Bauchspeichel-
drüse
Magen
Adrenalindrüse
Niere
Niere
Eingeweide
Weibl.
Sexual-
Organe
Darm
Rectum
Männl. Sexualorgane

Vorwort

Kriya-Yoga hat in unserem Lande erstmals nach dem Zweiten Weltkrieg im Umweg über Amerika durch die hinreißende Lektüre »Autobiographie eines Yogi« von Paramahansa Yogananda Aufsehen erregt und Interesse gefunden. Heute, wo vor allem junge Menschen, aber auch Menschen jeden Alters nach neuen Lösungen für die Sinnfindung des Lebens und den harmonischen Einklang zwischen innerer und äußerer Welt Ausschau halten, kommt ihm eine neue und wichtige Bedeutung zu.

Um den nicht eingeweihten Lesern dieses Buches einen kleinen Vorgeschmack dessen, was sie hier erwartet, zu geben, seien einige einführende Worte sowohl über diese spezielle Yoga-Technik und ihre Wirkungen sowie über die Person dessen, der – wie kein anderer – befähigt ist, diese alte indische Schulung für Körper, Geist und Seele zu übermitteln, vorangestellt.

Der Kriya-Yoga, eine der wohl ältesten und ursprünglichsten Formen des Yoga, der bereits im *Yogasūtra* des *Patañjali* und im *Bhāgavatapurāna* erwähnt wird*), ist eine Technik, die – abgesehen von ihren körperlichen Nebenwirkungen des Wohlbefindens und der Gelassenheit des Gemüts gegenüber den Unbilden der Welt – zur Erfahrung der höchsten Wirklichkeit, nämlich der Einheit des Selbst mit dem Göttlichen führt. Sie besteht aus einer Kombination von wenigen einfachen und auf das Wesentliche beschränkten Atem-, Körper- und Konzentrationsübungen. Auf die Gesunderhaltung und Schulung von Körper und Geist wird als Voraussetzung aller spirituellen Erkenntnis genauso geachtet wie auf diese selbst. Anhand von Licht-, Ton- und Schwingungswahrnehmungen ist es dem Schüler von Anfang an bis zu einem gewissen Grade möglich, Tiefe und Fortschritt der Meditation selbst abzuschätzen.

Ziel des Kriya-Yoga ist eine Umwandlung des Bewußtseins – weg von den Beschränkungen des menschlichen Ichs oder Ego,

*) *tapaḥsvādhyāyeśvarapraṇidhānāni kriyāyogaḥ* (Kap. II, 1. Vers), siehe auch Interpretation Seite 128.

hin zur Erfahrung unserer eigensten spirituellen Wirklichkeit. Dies führt über das Aufgeben bestimmter Vorstellungen und Illusionen zu einem Ballastabwerfen schädlicher oder unnötiger Gedankenstoffe. Bei disziplinierter und regelmäßiger Übung aber führt es zu Fortschritten in der geistigen Entwicklung und spiritueller Wahrnehmungsfähigkeit, von denen der Laie höchstens träumen kann.

Kriya-Yoga beschränkt sich dabei nicht auf die morgendliche und abendliche Übungszeit von 15–20 Minuten, sondern kann und soll zunehmend den ganzen Tag über geübt werden, neben und während der Arbeit und den täglichen Verrichtungen jedes einzelnen. Denn die Umwandlung des Bewußtseins muß auch im Alltag, ja gerade dort, stattfinden. Kriya-Yoga ist eine Technik für jedermann, der willens ist, den Weg zu gehen, dessen erreichbares Ziel die Verwirklichung des Selbst und wahre Gotteserkenntnis ist.

Im Laufe der geschichtlichen Zeit, in der es auch in Indien drunter und drüber ging, ist diese wertvolle Technik verloren gegangen und es hat Jahrhunderte gedauert, bis sie der *avatāra* des Kriya-Yoga Babaji*), der als legendärer Yogi und Einsiedler im Himalaya lebt, seinem Schüler Lahiri Mahasaya von Benares offenbarte mit dem Auftrag, sie den Menschen der heutigen Welt wieder zugänglich zu machen. Lahiri Mahasaya, der als Familienvater einer großen Familie vorstand und seine weltlichen Pflichten als Beamter in englischen Diensten gewissenhaft erfüllte, legte durch die Ausbildung mehrerer, weit fortgeschrittener Schüler das neue und dauerhafte Fundament für den heutigen Kriya-Yoga. Einer dieser Schüler war Priya Nath Karar, der unter seinem Mönchsnamen Sri Yukteswar Giri durch seinen Schüler Paramahansa Yogananda weltberühmt wurde.

Sowohl über den Kriya-Yoga, seine Geschichte und Verbreitung – vor allem aber seine heutigen Vermittler etwas zu sagen, ist schon deshalb oder gerade darum so wichtig, weil es auf dem Gebiet der Lehre östlicher Meditationstechniken viele Pseudo-Gurus gibt, die dem allgemeinen Anliegen, nämlich der Selbst-Verwirklichung, mehr schaden als nützen.

---

*) Nicht identisch mit der Person gleichen Namens, die gegenwärtig publizistische Beachtung findet. »Babaji« ist ein sehr gebräuchlicher Titel in Indien, der so viel wie »Ehrwürdiger Vater« bedeutet.

Nun wird sich mancher westliche Leser fragen: Genügt es denn nicht, die Technik aus einem Lehrbuch zu lernen? – Es genügt nicht. Auf diesem Gebiet ist das persönliche Lehrer-Schüler-Verhältnis unverzichtbar. Nicht nur ist eine geistige Einweihung in diese Technik durch einen selbstverwirklichten Meister notwendig, der für das anfangs spärliche Lämpchen geistigen Lichtes des Aspiranten seine energetischen Kraftreserven und Frequenzen einsetzt, er muß auch die Fortschritte seiner Schüler immer wieder persönlich kontrollieren, sie vor der Gefahr von Sackgassen warnen und sie bei entsprechender geistiger Entwicklung auf eine höhere Stufe führen. Daß durch den Einfluß bzw. die Beeinflussung durch den Guru schwache Naturen fehlgeleitet oder ausgenutzt werden können, liegt auf der Hand. Eben deshalb ist die absolute Integrität des Lehrmeisters von so eminenter Bedeutung.

Wer die Chance und seltene Gelegenheit hatte, von Swami Hariharananda Giri eingeweiht zu werden, erkennt, daß der in seiner geistigen Kraft überragende und dabei ebenso liebevolle wie bescheidene und unspekulative Yogi seinen spirituellen Namen Hariharananda*) zu Recht trägt.

Swami Hariharananda Giri, geboren 1908, begegnete mit 24 Jahren als junger *brahmacārin* Sri Yukteswar und wurde von ihm in die Technik des Kriya-Yoga eingeweiht. Schon damals und erneut bei einem weiteren Treffen im Jahr 1934 sagte ihm sein Lehrmeister voraus, daß er – der wohlhabende Sohn aus einer Großgrundbesitzersfamilie mit vollständigen Kenntnissen der heiligen Schriften Indiens – nicht heiraten würde, sondern dazu bestimmt sei, ein *saṃnyāsin* der höchsten Stufe zu werden. Er wußte auch bereits, daß Robinarayana – wie er damals noch hieß – späterhin seinen Platz als Präsident des von ihm gegründeten Karar-Ashrams einnehmen werde und die von ihm festgelegten Aktivitäten und Traditionen für diesen Ashram bewahren und beschützen würde. (Näheres über diese eindrucksvolle Begegnung siehe Seite 106, Kap. VI).

*) Das Wort *»hari«* – auch ein Name für Krishna – bezieht sich auf die ihm gewährte Göttlichkeit, jene Stimmung, die das Bewußtsein in allen Lagen und materiellen Verwicklungen festigt, während *»hara«* für die zerstörerische Kraft steht, mit der alle schlechten Neigungen wie Selbstanmaßung, Eigenlob, Stolz, Eitelkeit, alle Arten materieller Bindung, kurz, alles, was das »Ich« und »Mein« betrifft, in der Glut der Läuterung verbrannt werden. *»ānanda«* heißt »göttliche Liebe«, Wonne, Seligkeit.

Obwohl der heutige Swami Hariharananda Giri zu Lebzeiten Sri Yukteswars sich noch nicht reif für das Leben im Ashram fühlte, führte ihn seine geistige Enwicklung mit zwingender Konsequenz zu dem Punkt, wo er alle weltlichen Bindungen aufgab, um im Karar-Ashram in Puri das Leben eines Entsagenden zu führen. Dies geschah nach dem *mahāsamādhi* seines großen Guru im Jahre 1938, als er bereits die 2. Kriya-Yoga-Stufe von Paramahansa Yogananda bei dessen Besuch in Indien im Jahre 1935 erhalten hatte. (Auch über dieses Ereignis wird in Kapitel VI berichtet.) Am Strand von Puri trug er seine ganzen weltlichen Besitztümer zusammen und verbrannte damit real und symbolisch alles Materielle. Von allen Bindungen befreit, auch von denen an seine Familie, trat er darauf in den Ashram ein, wo er die nächsten Jahre als *brahmacārin* Robinarayan in völligem Schweigen und auf den Kriya-Yoga konzentriert verbrachte. Nachdem er in wenigen Jahren sechs Samadhi-Stufen erreicht hatte, war es nach insgesamt zehn Jahren soweit, daß seine Bemühungen von höchstem Erfolg gekrönt wurden: Er erreichte das *nirvikalpasamādhi,* die höchste Bewußtseinsstufe im Yoga.*)

Nach dem Erreichen des *nirvikalpasamādhi* (1948) rissen Swami Hariharananda immer mehr Aufgaben aus seiner Zurückgezogenheit. 1950 wurde er der verantwortliche Leiter des Karar-Ashrams. 1951 ermächtigte ihn Paramahansa Yogananda, die von diesem etwas modifizierte Form des Kriya-Yoga zu lehren und darin Einweihungen vorzunehmen. Auf vielen Reisen durch Indien lehrte und verbreitete er in den darauf folgenden Jahrzehnten den Kriya-Yoga. Dabei überließ er es den Schülern, ob sie den Kriya-Yoga in der alten ursprünglichen oder der abgewandelten SRF- und YSS-Technik**) erlernen wollten.

Nachdem jedoch – lange nach Yoganandas Tod – von dessen Nachfolgern Weisung erging, nur noch die SRF-Technik zu lehren, unterließ er dies ganz und beschränkte sich fortan darauf, die ursprüngliche Technik seines Lehrmeisters Sri Yukteswar zu vermitteln.

---

*) 1979 demonstrierte er dieses Stadium während eines Krankenhausaufenthaltes vor amerikanischen Ärzten, die nichts von Kriya-Yoga wußten. Die dabei aufgenommene Gehirnstromkurve zeigte für die Dauer des *samādhi* – mehrere Minuten – keinerlei Ausschlag. Damit wurde das »Zur Ruhe kommen der Bewegungen im Denkorgan« (*Yogasūtra* I, 2) zum ersten Mal mit westlichen Methoden nachgewiesen.

**) wie sie von der Self-Realization-Fellowship gelehrt wird.

Außerhalb Indiens lehrt Swami Hariharananda den Kriya-Yoga erst seit 1974, nachdem er von einigen europäischen Schülern eingeladen worden war, ihre Länder zu besuchen. Auf diese Weise kam er in die Schweiz, nach Belgien, Holland, Frankreich und Deutschland. Außerdem besucht der Swami in unregelmäßigen Abständen auch seine Schüler in den USA und in Kanada.

Nun noch einige Worte zum Buch selbst: Über gewisse Wiederholungen einzelner Sachverhalte oder Anweisungen in der Technik sollte sich der Leser nicht wundern. Sie entspringen nicht nur der Tatsache, daß einzelne Kapitel getrennt entstanden und veröffentlicht worden sind und zum Teil als Vorträge oder Meditiationsgespräche gehalten wurden, sondern sie beruhen auch auf der alten indischen Tradition der mündlichen Überlieferung heiliger oder ritueller Texte, die noch aus einer Zeit stammen, wo es keine Druckerzeugnisse gab und wo die Wiederholung das Mittel der Einprägung schlechthin war. (So hat Buddha etwa in seinen Reden durch die ständigen Wiederholungen seiner Lehrsätze einen eigenen Stil kreiert). Einige Kapitel dieses Buches, zum Beispiel die Meditationsübungen über *haṃsa* (»Ich bin Er«) und *om* (»Aum« – Amen) sind in dieser Art zu verstehen. Sie eignen sich auch gut zu lautem Lesen.

Bei den biographischen Ausführungen zum Leben des Autors stütze ich mich sowohl auf die persönlichen Erzählungen im Kreise seiner Schüler als auch auf einen Auszug aus einem Artikel von Yogacharya Nahadev Lal Saha, der in der Festschrift »Karar-Ashram Diamond Jubilee 1978« veröffentlicht wurde.

Es ist zu wünschen, daß über die hier gegebenen Informationen hinaus das Interesse des Lesers weitergeht. Was ihn erwartet, haben wir versucht anzudeuten und der Autor wird das im folgenden ausführen: Über die Ausgeglichenheit des Geistes hinaus wirkt der Kriya-Yoga in allen Bereichen der Persönlichkeit durch die Mobilisierung und Erweckung der einzelnen Rückenmarkszentren, den sog. *cakras,* verbunden mit dem Erwerb wahren Wissens, nämlich der Erkenntnis von der gleichen Ursubstanz jedes Glaubens und jeder Religion. Alle nach geistiger Entwicklung strebenden Menschen wollen letztlich die Vereinigung mit Gott oder dem Göttlichen und der Weg dahin führt durch geistige Übung, über Liebe und Demut und Dienst am Nächsten schließlich zum Ziel.

H. W.

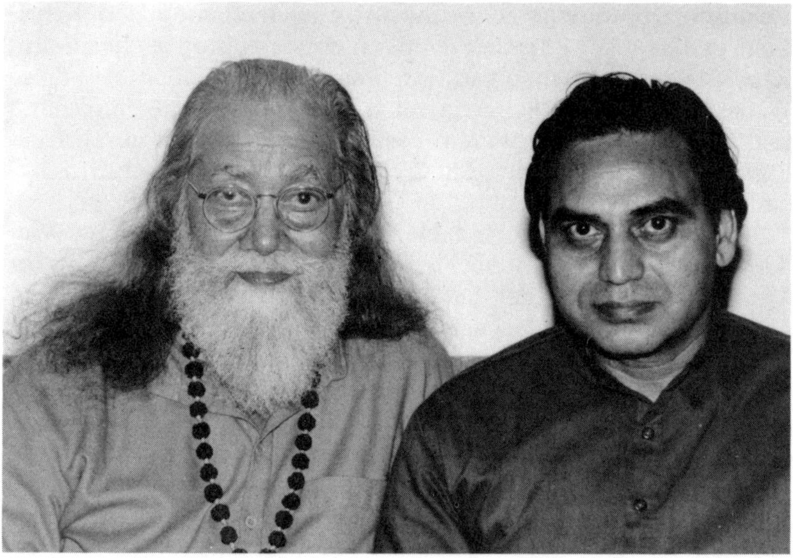

Swami Hariharananda mit seinem Schüler Swami Atmananda (Dr. Chand), der ein Kriya-Yoga-Zentrum in Rourkela/Orissa (Indien) leitet und Schüler in Europa und USA betreut. Dr. Chand ist als leitender Arzt an einem Krankenhaus in Rourkela tätig.

I. Selbst-Verwirklichung

Gott ist eins, absolut und nicht-dual. Vor der Schöpfung existierte er als das absolute *brahman* oder die unpersönliche Seele. Da er sich in den verschiedenen Formen des Seins manifestieren wollte, wandelte er sich vom absoluten Brahman in das relative Sein und wurde so zum sichtbaren Universum. Deshalb ist, was immer wir auch wahrnehmen und erkennen und was auch immer als Materie oder Leben existiert, seine Manifestation. Nach der *Kaṭha-Upaniṣad* ist das allen Kreaturen innewohnende Selbst eben dieses eine Brahman, das sich in den verschiedenen Formen manifestiert, er-scheint. Diese Umwandlung in das ewig sich verändernde, sichtbare Universum bildet die Vorstellung von *jagannātha* als dem Herrn der Welt. Die Bezeichnung Jagannath setzt sich aus zwei Wörtern zusammen: *jagat* die ewig sich verändernde Welt und *nātha* der Herr. Die Hindus verehren diese Vorstellung von Gott im Jagannath-Tempel in Puri.

Von allen Wesen sind nur die Menschen vernunftbegabt und fähig zu unterscheiden und zu urteilen. Deshalb können nur sie erkennen, daß Gott als alles durchdringender Geist dem menschlichen Körper ebenso innewohnt wie dem gesamten Sein. Nur der Mensch kann sich bewußt werden, daß er ein lebendiger Gott ist und daß der ganze Kosmos nur eine Manifestation Gottes darstellt. Im täglichen Leben nehmen wir dies jedoch nicht als Teil unserer unmittelbaren Erfahrung wahr. Dennoch existiert nichts, was und wo es auch sei, außer der Gegenwart Gottes.

Weshalb aber erfahren wir diese Wahrheit nicht? Nach dem Willen Gottes wirken auf den Menschen zwei mächtige Kräfte, eine zentripetale und eine zentrifugale. Die zentrifugale Kraft geht von der Natur aus und zieht deshalb den Menschen in die äußere Welt, zerstreut seine ganze Energie und fesselt ihn in Sinnestäuschung, Verblendung und Irrtum. Aber diese zentrifugale Kraft ist nur eine Manifestation der zentripetalen Kraft des *ātman* oder Selbst. Es ist daher falsch zu glauben, die zentrifugale Kraft wäre eine eigenständige Erscheinung. Das dem Körper innewohnende Selbst ist der wahre Herrscher der Person. Dieses Selbst ist immer rein, voller Seligkeit; ewig und unveränderlich, ist es nichts anderes als das *brahman*.

Gott und das Selbst

Das Selbst ist wie ein Spiegel, der das gesamte Universum reflektiert. Obwohl nun ein Spiegel das Bild von Tausenden von Objekten zurückwirft, hält er doch keines von ihnen fest; er bleibt vielmehr unbeeinflußt und gleichgültig gegenüber den Objekten, die er widerspiegelt. Gleichermaßen bleibt auch das Selbst unbeeinflußt, rein, leuchtend, unbefleckt und unbestechlich, auch wenn der Mensch sich in Liebe, Lust, Ärger, Stolz, Hochmut, Geiz und Illusionen verliert. Unter allen Wesen ist nur der Mensch dazu imstande, den Einfluß der zentrifugalen Kraft durch die Meditation abzuwenden. Durch ernsthaftes Bemühen kann er nämlich erkennen, daß die Gesamtheit des Seins, einschließlich ihm selbst, Gott ist.

Da also das gesamte Universum eine Manifestation Gottes darstellt, ist das letztendliche Ziel des Lebens das Erkennen des Selbst in Körper, Geist und Seele. Wir verdanken der Täuschung, Verblendung und dem Verhaftetsein an äußeren Dingen, daß wir nicht in der Lage sind zu erkennen, daß es Gott ist, der in uns als das Selbst sein Wesen hat und daß daher jede Person ein lebendiger Gott ist. Die Form, in der Gott im Körper existiert, ist das Selbst, während das Selbst in seiner alldurchdringenden, allmächtigen Form wiederum Gott ist. Gott regiert den grobstofflichen menschlichen Körper mit Hilfe der sechs Rückenmarkszentren und der organischen Funktionen, die diesen gemeinsam als verteidigende Kräfte bewahren und am Leben erhalten. Obwohl das Selbst unsichtbar und unpersönlich ist, vermittelt es doch eine Andeutung von göttlicher Seligkeit durch seine zahllosen Manifestationen. Aber die Menschen sind so gefangen in ihren Leidenschaften, in Ärger, Täuschungen und Sinnesreizen, daß sie diese Seligkeit nicht wahrnehmen.

Der *Ṛgveda* erklärt, daß es nur eine einzige Wahrheit gibt, obwohl ihr die Weisen die verschiedensten Namen geben. Diese Wahrheit ist die höchste Wesenheit – *puruṣa* –, die wir in Vergangenheit, Gegenwart und Zukunft als das allesdurchdringende Sein wahrnehmen. Der Yajur-Veda sagt, daß Er die Seele des Universums ist und der Mensch die Unsterblichkeit nur erreicht, wenn er dies erkennt. Er ist *brahman*, das Höchste Eine, unabhängig, unzerstörbar, unteilbar, aus sich selbst leuchtend, sich selbst erhaltend: das Unbeschreibliche. Er ist der Ausgangspunkt aller Namen und Formen, der Träger der gesamten Schöpfung. Er durchdringt die ganze Schöpfung und geht noch darüber hinaus. Die gesamte Schöpfung ruht in Ihm, aber Er bleibt frei von ihr.

Er ist der stille Zeuge der drei Zustände: Wachsein, Traum und Tiefschlaf. Der Atman ist der unsterbliche Teil der Person und befindet sich jenseits von Körper und Geist, jenseits von Zeit, Raum und Kausalität. Er ist ohne Anfang, ohne Ende, ohne Grund. Er ist allumfassendes Wissen, allumfassendes Sein, allumfassende Seligkeit. Das Erlangen dieses Wissens, auch *brahmajñāna* genannt, befreit aus dem Kreislauf von Geburt und Tod.

Jenseits dieser Welt, jenseits all der körperlichen Erscheinungen, jenseits aller Namen und Formen, jenseits von Gefühl, Gedanken, Leidenschaft und Meinung, liegt die Wahrheit. Wie könnte auch etwas, das nicht von Dauer ist, wahr sein? Die Wahrheit ist ewig, und nur eine Sinnestäuschung läßt das Unwirkliche wirklich erscheinen. Jene Wahrheit aber ist das Selbst, der stille Zeuge und Lenker, das den Menschen allein selig und vollkommen frei machen kann. Die Erkenntnis des Selbst gelingt nicht den Schwachen oder Feigen, nur den Starken und Mutigen, die allen Stürmen standhalten und ihr Ich-Bewußtsein auf dem Altar der Wahrheit opfern.

Die *Bhagavadgītā**) lehrt des weiteren, daß das Selbst unzerstörbar, ewig, unsichtbar, unvergänglich, alldurchdringend, immateriell und unbegreiflich ist. Geburt und Tod nicht unterworfen, ist es nicht vom Körper abhängig. Wie ein Mensch seine abgetragenen Kleider ablegt und neue anzieht, so wirft die verkörperte Seele alte Körper ab und tritt in neue ein. Das Unendliche liegt allem endlichen Sein zugrunde und belebt es. Und das Selbst, das ja eins mit dem Unendlichen ist, wird nicht von Geburt und Tod, Wachstum und Verfall, Begrenzung und Wandel berührt, obwohl der Körper wieder zu Staub wird, aus dem er

*) Um der besseren Lesbarkeit willen werden bestimmte Sanskritwörter im laufenden Text in eingedeutschter Form wiedergegeben. Die Sanskritform erscheint im Glossar.

gemacht ist. Gott ist alldurchdringend. Überall hat er Hände und Füße, überall Augen, Gesichter und Köpfe. Obwohl er keine Sinnesorgane besitzt, erfährt er alle Sinneswahrnehmungen und ihre Objekte. Unberührt von allem und eigenschaftslos, erhält Er dennoch alles und erfreut sich dessen. Sowohl der belebten wie der unbelebten Schöpfung liegt Er zugrunde. Da Er »feinstofflich« ist, ist Er dem Verstand entzogen. Er ist nahe und entfernt zugleich. Er ist das Licht aller Lichter. Er ist sowohl das Wissen selbst wie der Gegenstand des Wissens. Er ist der im Körper anwesende Atman und liegt gleichzeitig im metaphysischen Bereich. Als solcher ist Er der Beobachter, Führer, Erhalter, der Wahrnehmende und höchster Gott.

Gottes Traum

Es gibt eine berühmte Redensart, die besagt, daß das gesamte Lehrgebäude des *Advaitavedānta* in einem halben Vers zusammengefaßt werden könne: »*brahma satyaṃ jagan mithyā, jīvaṃ brahma parāparam.*« Dies bedeutet, daß Brahman die einzige Wirklichkeit ist. Die Welt ist letztendlich trügerischer Schein, die individuelle Seele ist von Brahman nicht verschieden. Brahman und Atman sind identisch und die Welt ist eine Schöpfung der *māyā*. Die verkörperte Seele glaubt sich aufgrund der ihr innewohnenden *avidyā* oder Unwissenheit verschieden von Brahman und lebt so in einer Welt der Vielheit, wobei sie sich selbst als eigenständige Wesenheit empfindet. In Wahrheit aber ist alles Brahman, und nur eine reine Sinnestäuschung läßt Brahman als Nicht-Brahman erscheinen – der Art, wie etwa ein Seil aufgrund einer Sinnestäuschung nachts für eine Schlange gehalten wird. *Avidyā* entschwindet mit dem Heraufdämmern des Wissens – und die Einheit mit Brahman führt zur Befreiung.

Die trügerische Natur der Welt, die *māyā*, wird erst wahrgenommen, wenn man ein bestimmtes Erkenntnisvermögen erlangt hat. Dieser Erfahrung hat *Śankara* eine große Bedeutung beigemessen, da sie einen tiefen Eindruck in ihm hinterließ. Die *māyā* ist Sein kosmisches Spiel, auch *līlā* genannt. Nach Aurobindo beinhaltet das Wort »*līlā*« die Bedeutung von »*māyā*« und geht noch darüber hinaus. Gott ist Einheit, aber diese Einheit schränkt Ihn nicht ein. Er erscheint als Vielheit, weil Er es so will. Obwohl äußerlich faßbar, überschreitet Er jeden Versuch, Ihn mit Begriffen zu beschreiben. Weder kann Er als Eines, noch als Vieles bezeichnet werden. Das sind die Lehren der Upanishaden, die dazu weiter sagen, daß Er sowohl begrenzt als auch unbegrenzt ist. Eines ohne ein zweites und, was auch immer man wahrnimmt, ist nichts anderes als Er. Die sichtbare Welt ist ein Spiel Seines Bewußtseins in dessen unendlichem Aspekt und auf diese Weise wirklich. Alles ist Gott.

Gott ist überall, und jede verkörperte Seele, die scheinbar eine eigenständige Wesenheit darstellt, ist ebenfalls Er. Gott ist das erste Wesen und vereint mit *paraprakṛti,* die symbolisch *rādhā* genannt wird. Während die Menschen Sklaven der *prakṛti* oder *māyā* sind, ist Gott ihr Meister und kann sie in sich zurückholen und aus sich heraus projizieren, wann immer er dies will. Nach einem bestimmten philosophischen System sind Er und die *māyā* dasselbe, während nach einem anderen beide voneinander getrennt sind und die *māyā* immer existiert, latent oder manifest. Erst wenn man Gott erkennt, klären sich alle Zweifel. Wie wir schon wissen, kann Brahman nicht in Worte gefaßt oder mit dem Intellekt begriffen werden. Man kann es nicht beschreiben, da es die Grenzen jeder Beschreibung überschreitet. Es kann höchstens durch den Begriff *»sat-cit-ānanda«* ausgedrückt werden: Da-Sein, Bewußt-Sein, Glückseligkeit. Es ist beides: persönliches und unpersönliches Sein.

Als der allem Sein innewohnende Herrscher wird Er *antaryamin* genannt, die Seele aller Seelen und folglich auch die Seele der Prakriti. Da Er transzendent ist, reicht Er auch über das Universum hinaus. Er ist Schöpfer, Erhalter und Zerstörer dieses Universums, was symbolisch mit den Gottheiten *brahmā, viṣṇu* und *śiva* dargestellt wird. Er ist sowohl der Ursprung als auch das Ende von allem.*) Er ist der Gegenstand der Verehrung und der Anstifter zur Tugendhaftigkeit. Kurz gesagt, Er ist alles in allem.

Brahman oder Atman ist die einzige Wirklichkeit, das uneingeschränkte Absolute. Da gibt es keinen Dualismus, keine Unterschiedenheit. Auch Zweifel am Selbst spielen sich immer innerhalb des Selbst ab, da alle Formen der Erkenntnisgewinnung in Ihm gründen. Für den Wissenden gibt es keinen Wandel. Ewiges

*) Was dem christlichen A und O (Alpha und Omega, dem ersten und letzten Buchstaben des griechischen Alphabets) entspricht.

Sein ist sein wahres Wesen. Derjenige, der Brahman kennt, ist Brahman. Dies ist dem begrenzten Verstand nicht faßbar. Nur durch Beseitigung der *avidyā* kann das Nichtgetrennt-Sein von Brahman wahrgenommen werden.

Das unsichtbare Selbst ist die den Vorsitz führende Gottheit dessen, der beständig im Zentrum verweilt: Es führt, erhält und bewahrt ihn. Die Hindus verehren dieses unsichtbare Selbst in der Form verschiedener Gottheiten wie z.B. *śiva, kālī, durgā, kṛṣṇa, gaṇeśa* und *sūrya*. Dies kommt jedoch nicht einer Verehrung von Bildern gleich, sondern der Verehrung des Selbst in der Form eines Bildes. Da Gott alles durchdringt und erfüllt, brauchen wir darüber hinaus Göttlichkeit nicht in Bildern darzustellen. Sie ist bereits gegenwärtig. Das Ich einer Person und das Selbst sind unvereinbare Erscheinungen, aber die Voraussetzung für die Existenz des Ichs ist das Selbst. Ohne das Selbst existiert nichts.

Die Unsterblichkeit des Selbst

Wenn wir über die Welt der relativen Wirklichkeit hinausgelangen und das Reich des Absoluten erreichen, so finden wir zwei anscheinend verschiedene Wesen, die beide unsterblich sind: das Selbst und Gott. In Wahrheit jedoch sind beide identisch. Diese Unsterblichkeit des Selbst ist Thema der Upanishaden, des Vedanta und der Gita. Ja, man kann so weit gehen zu sagen, die Unsterblichkeit stelle die wesentlichste Übereinstimmung zwischen allen Religionen der Welt dar und sei das höchste Ziel unseres Daseins.

Die Gita lehrt, daß sowohl Materie als auch Geist ohne Anfang und Ende sind. Alle ihre Erscheinungsformen und Eigenschaften sind Teil der Natur. Die Materie hat den grobstofflichen Körper hervorgebracht, während der Geist in ihm die Ursache für die Wahrnehmung von Freude und Leid ist. Der Geist, den die Materie einschließt, erfreut sich an allem, was die Natur hervorgebracht hat. Diese wiederum setzt sich zusammen aus drei *Gunas* oder Eigenschaften der Natur: *sattva* (Reinheit), *rajas* (Aktivität) und *tamas* (Passivität). Der Grund für die Geburt in einem guten oder schlechten Mutterleib ist die Art der Bindung an diese Eigenschaften. Aber auch wenn es einen Körper bewohnt, ist das Selbst in Wirklichkeit transzendent und reicht über die drei Eigenschaften der Natur hinaus. Um das Selbst jedoch zu erkennen, muß man diese bereits hinter sich gelassen haben.

Die drei Eigenschaften der Natur unterliegen der Veränderung und sind somit nicht wirklich. Wie die Gita lehrt, ist das Nicht-Wirkliche ohne Bestand, während das Wirkliche nie aufhört zu sein. Das Ewige Sein geht weit über die Natur und ihre drei Eigenschaften hinaus: sie ist die einzige Wahrheit. Diese Unsterblichkeit jenseits aller Natur wird *sat* genannt, eine der Erklärungen für Brahman. Bloßes Dasein wäre Dahinvegetieren, daher ist das Wissen um dieses Da-Sein grundsätzlich notwendig. Wissen, das über den Intellekt hinausreicht ist *cit.* Ein Dasein ohne Sinn wäre erbärmlich. So folgt aus der Erkenntnis der eigenen Unsterblichkeit die Erfahrung unendlicher Seligkeit, die über Freude und Glücklichsein hinausgeht. Diese Seligkeit wird *ānanda* genannt. Brahman ist also *sat-cit-ānanda.*

Die Welt ist einfach nur ein Spiel Seines Da-Seins. Die Materie selbst ist nicht wirklich, sondern nur eine Art von Bewußtsein. Materie, Leben, Geist und alles, was es sonst noch gibt, sind nur verschiedene Ausformungen des Brahman, die in der Welt als *sat-cit-ānanda* ihr Spiel treiben. Wenn wir dies erkannt haben, erkennen wir auch die Wahrheit in den Lehren, der Upanishaden: Wer auch immer die Seligkeit des Brahman besitzt, hat vor nichts in der Welt mehr Angst. Die Wahrnehmung wandelt sich, die ganze Welt erscheint als ein Meer von Schönheit, Licht und Seligkeit. Wenn man einmal diese Erkenntnis erreicht hat, erblickt man Gott in allem.

Die Upanishaden verkünden die höchste Philosophie von der Einheit des Selbst und des Brahman und brechen so alle Hindernisse nieder, die zwischen den Menschen und Gott stehen. Dabei ist dies nicht nur ein Gedankenspiel, sondern die Erfahrung der Seher und Begründer der Upanishaden. Diese ist nicht das Monopol eines einzelnen, sondern Eigentum der gesamten Menschheit.

Wir sind in Wahrheit keine einzelne Bewußtseinswelle, die vom Meer des kosmischen Bewußtseins getrennt ist, sondern dieses Bewußtseinsmeer selbst und werden nur aufgrund der *avidyā* (Unkenntnis) als einzelne Wellen menschlichen Lebens angesehen. Der Geist Gottes ist Mensch geworden und Gott selbst ist dieser Ozean aus kosmischem Bewußtsein. Die wahre Natur des Menschen ist eben dieses allwissende Selbst, der unwandelbare Zeuge im sich wandelnden Körper, Geist und der

Welt. Dieses Selbst ist der einzige Faktor im Menschen, fügt alle anderen körperlichen und geistigen Faktoren zu einem einheitlichen Ganzen zusammen und stimmt die verschiedenen Funktionen des Körpers, des Geistes und der anderen Organe aufeinander ab. Es bewahrt die Identität des Menschen trotz aller Wandlungen in den äußeren und inneren Welten. Der Mensch ist seinem Wesen nach Geist – lichtvoll und sich selbst erhaltend. Die *Kena-Upaniṣad* sagt: Er ist das Leben des Lebens.

Dieses wirkliche Selbst erweckt in einer Person das Bewußtsein ihrer Individualität und der Vielgestaltigkeit der Welt. Dieses Bewußtsein unterscheidet die wissenden Wesen von den unwissenden Dingen. Das ist in sich selbst evident und bedarf keines Beweises. Die Unsterblichkeit des Selbst ist in allen Einzelheiten in der Gita beschrieben. Das Wissen von der Unsterblichkeit des Selbst bannt alle Todesfurcht, die lediglich dem Ego anhaftet und aus der jede Art von Angst, Furcht und Elend hervorgehen. Es ist das Verlangen nach weltlichen Vergnügen, das zur Wiedergeburt des Selbst führt. Verlangen kann durch Wissen beherrscht werden, und der Tod des Verlangens führt zur Unsterblichkeit. Dieser Unsterblichkeit des Selbst kann man in der Meditation mit Hilfe der wissenschaftlichen Technik des Kriya-Yoga gewahr werden. Dies aber bedeutet letztlich: Der Himmel ist in uns.

Die Geschichte zweier Vögel

Aus Unwissenheit oder Unkenntnis eignet sich eine Person, in Verbindung mit ihrem Körper und dessen Beziehungen zur Umwelt ein persönliches oder Ich-Bewußtsein an. Dieses Ich-Bewußtsein nennt man auch Ego. Andererseits ist das Selbst seinem Wesen nach Geist: ewig-seiend, ewig-bewußt, ewig neue Seligkeit. In der Gita heißt es: So wie die aufgehende Sonne die Dunkelheit vertreibt, so beendet das Wissen vom Selbst alle Täuschung.

Diese Tatsache wird in der *Muṇḍaka-Upaniṣad* in dem Gleichnis zweier Vögel dargestellt: Zwei wunderschöne Vögel leben auf demselben Baum, der eine auf einem Ast nahe dem Wipfel, der andere auf einem tieferliegenden Zweig. Der zweite Vogel auf dem unteren Ast ist damit beschäftigt, die Früchte zu kosten. Der auf dem Wipfel des Baumes beachtet diese hingegen kaum, er verharrt ruhig und majestätisch, versunken in seine eigene Herrlichkeit. Wenn der zweite Vogel ab und zu eine bittere Frucht erwischt, springt er auf einen höheren Ast und bemerkt die Ungebundenheit des anderen Vogels, der sich weder um die süßen, noch um die bitteren Früchte kümmert. Er ist sich selbst genug und sucht nichts anderes. Der zweite Vogel versucht sich nun dem ersteren zu nähern, aber sobald er einen Ast höher gehüpft ist, beginnt er aus Gewohnheit wieder von den Früchten dieses Astes zu naschen. Wieder erwischt er darunter eine bittere Frucht, blickt auf und nimmt die Selbst-Zufriedenheit des anderen wahr. Er hüpft abermals einen Ast höher und beginnt wieder aus der Macht der Gewohnheit heraus die Früchte auch dieses Astes zu kosten. Auf diese Weise gelangt er höher und höher, bis er dem ersteren nahe gekommen ist. Das Licht aus dessen Gefieder trifft den nach oben gelangten Vogel und sein Gefieder beginnt dahinzuschmelzen. Wenn er dann endlich den Ast erreicht hat, auf dem der erste Vogel die ganze Zeit saß, verwandelt sich die Szene. Man sieht nun, daß es die ganze Zeit über nur den ersten Vogel gab. Das anscheinende Zweigeteilt-Sein war nur entstanden, weil er sein wahres Selbst zugunsten der Früchte des Baumes im Stich gelassen hatte. Sein früheres Selbst, das nach den Früchten verlangte, war nur eine verfälschte Widerspiegelung seines wahren Selbst.

Von solcher Art ist auch die Natur des Menschen. Er geht den Sinnesfreuden nach, den vielen verschiedenartigen Genüssen der Welt. Wie der zweite Vogel lebt er für die süßen Früchte. Wenn er jedoch gelegentlich eine bittere Frucht zu schmecken bekommt in Form von Schicksalsschlägen, die ihm die Welt der Erscheinungen vermittelt, so beginnt er sich selbst zu prüfen, und er erhascht einen Blick auf das höchste Eine, sein wahres Selbst. Die alten Gewohnheiten sterben allerdings langsam. Und so verliert er sich wieder in der Sinnenwelt. Wiederholte Schicksalsschläge veranlassen ihn schließlich, sich seiner inneren Welt zuzuwenden, um dort das Glück zu finden. Letztendlich entdeckt er das Selbst, das in allem gegenwärtig das Wesen aller Dinge ist. Gott ist enthüllt und er geht auf im Ozean der Glückseligkeit, frei aller Fesseln.

Das Selbst kann weder vom Auge gesehen, noch vom Bewußtsein oder von anderen Sinnesorganen erkannt werden. Man kann es weder durch Buße, noch durch gute Taten erreichen. Es enthüllt sich weder durch das Studium der Veden, noch mit Hilfe des Verstandes oder durch Lernen. Es kann weder von jemanden erkannt werden, der keine moralische Stärke besitzt, noch von jemandem, der Opfer scheut. Nur wenn die Natur eines Menschen durch das Licht des Wissens gereinigt wurde, offenbart sich das Selbst in all seiner Herrlichkeit in der Meditation. Diese Person geht auf im Bewußtsein des Brahman und ruht fest im Selbst.

Dies ist die vollkommene Einheit *(yoga)*, die dasselbe ist wie die vollkommene Unabhängigkeit *(kaivalya)*. Ein Mensch, der in ihr ruht, weiß, daß all seine Fähigkeiten Früchte getragen haben und daß er vollkommenes Wissen erlangt hat. Er erfährt den Zustand, in dem für ihn nichts mehr zu tun bleibt, kein Verlangen mehr in ihm ist, das noch erfüllt werden müßte. Auch die Gita schildert diesen Zustand, bei dessen Erreichen dann das gesamte Universum unbedeutend erscheint. Wenn jemand die innere Sicht auf das Selbst besitzt mit unmittelbarem Wahrnehmen und Erfahren des Absoluten, dann fühlt er wie eine unaussprechliche Freude seinen ganzen Organismus durchströmt. Auf allen Ebenen seines Seins nimmt er ein Gefühl von Ausdehnung und Fülle wahr. Die Berührung mit dem Absoluten beseelt uns und macht uns vollkommen. Diese unmittelbare Erfahrung ist das einzige Kriterium dafür, daß uns wahres Wissen zuteil wurde.

Die Bhagavadgita lehrt, daß Brahman vollkommene Harmonie ist. Das Gefühl, gebunden zu sein, entsteht nur aus der Unkenntnis um die wahre Natur des Selbst, aber mit Hilfe der Urteilskraft ist es möglich, die Existenz des Selbst zu erkennen. Wenn unsere Augen, die vom Anblick der Materie getrübt sind, durch das höchste Licht des Wissens geöffnet werden, dann werden wir sehen, daß es nichts Unbelebtes gibt. Alles ist eine Verkörperung des Brahman in der Form von *prāṇa* (Lebenskraft), *manas* (Sinneswahrnehmung), *vijñāna* (Wissen), *ānanda* (Seligkeit), *cit* (göttliche Kraft) und *sat* (Sein). Die gesamte Welt und jedes Ding in ihr wurde geschaffen, dem Herrn als Aufenthaltsort zu dienen. Erkenntnis meint deshalb die Fähigkeit, Ihn in allen Ereignissen, Handlungen, Gedanken, im eigenen Selbst und dem der anderen, kurz in der gesamten Schöpfung, wahrzunehmen. Und dies, weil Gott in allem verkörpert ist. Man könnte Ihn mit einem Kreis vergleichen, dessen Mittelpunkt sich überall befindet, und dessen Kreislinie nirgendwo.

Das Geheimnis von Leben und Tod

Von Anfang an war die Menschheit vor das Problem des Todes gestellt. Sie hat deshalb sehr viel über das Geheimnis von Leben und Tod nachgedacht. Wir werden geboren, um unser *karman* aufzulösen. Was wir gesät haben, das ernten wir auch. Die Kette, die uns an den Kreislauf von Leben und Tod bindet, ist die Gesetzmäßigkeit des Karma. Karma bindet uns aber nicht nur, es kann uns auch befreien. Karma ist solange Fessel, wie wir an der vergänglichen Welt der Sinne festhalten. Haben wir uns einmal dem Ewigen zugewandt, so gibt uns das Karma frei.

Wenn wir die Welt um uns herum betrachten, stellen wir fest, daß einige reich, gesund und intelligent zur Welt kommen, andere dagegen arm, dumm oder krank. Der Nachdenkliche beißt sich natürlich an dieser offensichtlichen Ungerechtigkeit fest und stellt im allgemeinen das Vorhandensein einer barmherzigen und gütigen Vorsehung Gottes in Frage. Es wäre jedoch widersinnig, Gott für unser Elend und Unglück verantwortlich machen zu wollen. Wir haben es selbst verursacht. Wie viele von uns folgen denn den Lehren und Schriften in Gedanken, Worten und Werken?

Wir selbst verursachen unser Elend, sobald wir die Gesetze Gottes verletzen. Gott selbst achtet kaum darauf. Er überläßt es seinen Gesetzen, Recht zu sprechen. Krishna sagt in der Gita: »Als der Herr bin ich in allen Wesen gegenwärtig: es gibt keines, das ich verabscheue, keines, das ich vorziehe.« Gott verweilt in allen Wesen frei und ungebunden als der Atman. Da er allen Wesen einen freien Willen gegeben hat, überläßt Er es uns, unser Schicksal selbst zu bestimmen. Entsprechend unserem Handeln werden wir mit der Kette des Karmas gefesselt, das wir langsam und schmerzvoll von Geburt zu Geburt ausarbeiten. Geht man davon aus, daß jede Wirkung eine Ursache hat, was ist dann die Ursache dafür, daß jemand als Invalide oder Idiot geboren wird? Es sind die in unseren früheren Leben begangenen Taten, die aus uns das machen, was wir sind.

Die Biologen gehen von der Vererbungslehre aus und glauben, damit das menschliche Wesen erklären zu können. Wenn aber Vererbung alles wäre, wie erklärt sich dann die Tatsache, daß die Nachkommen derselben Eltern oft einen solch bemerkenswerten Unterschied von Temperament, Charakter, Intelligenz etc. zeigen? Aber auch Kinder derselben Eltern, die in derselben Umgebung oder Umwelt aufgezogen werden, haben keine übereinstimmende Persönlichkeit. Julian Huxley rechnet deshalb auch die Geburt eines Genies oder eines Idioten dem Zufall oder einem »Geburtsunfall« zu. Aber so etwas wie Zufall existiert im Universum nicht. Alles ist geregelt und folgt Gesetzen. Wir finden das rund um uns her bestätigt. Ist es nur Zufall, der den Apfel zu Boden fallen läßt? Einen Sachverhalt nicht zu kennen, heißt nicht, daß dieser nicht existiert. Nur das Gesetz des Karma erklärt, weshalb das Individuum ist, was es ist. Nichts geschieht ohne Grund. Ursache und Wirkung stehen in Zusammenhang. Weder Vererbung, noch Umwelteinflüsse oder deren Wechselwirkung kann die Tatsachen des Lebens erklären. Ein materieller Vorgang kann nur materielle Wirkungen erzeugen, nicht mehr. Körper und Bewußtsein eines Menschen können nur bis zu einem gewissen Grad auf Vererbung und Umwelteinfluß zurückgeführt werden. Wir müssen anderswo suchen, wenn wir die volle Ausgestaltung eines Individuums erklären wollen. Nur wenn wir die Lehre von der Wiedergeburt anerkennen, erhalten wir eine Erklärung für all das, was aus einer Person macht, was sie ist. Und nur, wenn jemand begreift, was er ist und weshalb er so ist, kann er sein Leben und Schicksal ändern. Durch Erkennen seines Karmas kann er das Karma meistern.

Karman bedeutet Handlung, und zwar sowohl körperlich als auch geistig. Jede Handlung hinterläßt ihre Spuren im Unterbewußtsein und hat entweder eine gute oder eine schlechte Auswirkung auf das Leben eines Menschen. Die Prägungen, die durch Handlungen in vergangenem Leben erzeugt wurden, sind im Unterbewußtsein gespeichert und entfalten sich unter günstigen Bedingungen. So bilden sich die internen Einflüsse, die zusammen mit den externen Umweltbedingungen die Handlungsweisen eines Menschen bestimmen. Karma unterteilt sich in drei Arten: *saṃcita, prārabdha* und *kriyamāna. Saṃcita* ist das Karma aus unseren vergangenen Leben, das im Mittelhirn gespeichert bleibt und noch keine Früchte trägt. *Prārabdha* ist das Karma aus unseren vergangenen Leben, das das gegenwärtige Leben bestimmt. Und *kriyamāna* ist das Karma, das, in diesem Leben angesammelt, in zukünftigen Leben Früchte tragen wird.

Wenn ein Mensch einmal sein Ego verliert und er sich nicht mehr mit seinen Handlungen gleichsetzt, so hören diese auf, ihn zu binden. Die Lösung ist also nicht Untätigkeit, sondern Bindungslosigkeit. Dies allein hebt die Gesetzmäßigkeit des Karma auf und macht frei. Das Leben eines Kriya-Yogi wird nicht von dessen früheren Handlungen bestimmt, sondern von der Führung durch sein inneres Selbst. Wer eifrig übt, erreicht schnell das Ziel. Er vermeidet die, dem »Zufall« unterworfene Entwicklung, die durch sein Karma bedingt ist. Er wird frei von Leben und Tod.

Das Problem des Todes birgt eigentlich nichts Geheimnisvolles. Die Wahrheit ist, daß zwischen Leben und Tod kein Unterschied besteht. Nichts ist wirklich tot. Ebenso wie die Atome in der unbelebten Materie, wie z.B. in Metallen, beständig in Bewegung sind und mit hoher Frequenz schwingen, so bewegen sich auch die Atome im Fleisch des Körpers beständig und schwingen schnell. Die verschiedenen Formen der Materie sind Verkörperungen ein und derselben Lebenskraft, wie etwa Wasser, Schnee und Dampf nur verschiedene Aggregatzustände derselben chemischen Verbindung darstellen. Alle Materie – unbelebte und tote Körper eingeschlossen – ist eine Erscheinungsform des Lebens. Es ist wie Gurudev Paramahansa Yogananda sagt:

»Das Leben schläft in den Blumen, erwacht mit Macht in den Tieren und erreicht im Menschen das Bewußtsein seiner unbegrenzten Möglichkeiten.«

Mit der Geburt tritt etwas in die Welt, während mit dem Tode etwas aus ihr scheidet. Dieses »Etwas« haben alle Religionen zum Thema, sie haben versucht, es zu enträtseln und haben auch einige Antworten darauf gefunden. Die Menschen sind ganz besonders an diesem »Etwas« interessiert.

Die Handlungen während der früheren Leben erzeugen den Charakter des einzelnen. Dieser erzeugt und beeinflußt neue Handlungen, die wiederum das menschliche Wesen weiterentwickeln. Der Prozeß endet mit der Befreiung, der Bestimmung aller lebenden Wesen.

Ein Mensch wird entsprechend seinem Karma geboren. Wenn die Stellung der Planeten mit seinem Karma übereinstimmt, betritt der feinstoffliche Körper den Schoß der Mutter und beginnt einen grobstofflichen Körper auszuformen. Zur gegebenen Zeit erblickt der Mensch dann das Licht der Welt.

Der Mensch durchläuft die verschiedenen Stadien seines Lebens und speichert die Spuren seiner Handlungen im Unterbewußtsein. Sobald das *prārabdhakarman,* das seine Geburt verursacht hat, erschöpft ist, trennt sich der Astralkörper vom grobstofflichen Körper. Dieses Phänomen wird Tod genannt. In Wahrheit ist es jedoch nur die Trennung dieser beiden Körper.

Das Anzeichen für Leben und Tod ist das Vorhandensein bzw. das Fehlen von *prāna*, des Lebenshauchs, allgemein Atem genannt. Das Fehlen von *prāṇa* beendet die Tätigkeit des Herzens. Und so stirbt der normale Mensch, wenn Atmung und Herzschlag aufhören. Der *yogin* jedoch kann beides bewußt kontrollieren und in einem scheintoten Zustand verweilen, den man *samādhi* nennt. Er erlangt die Kontrolle über Leben und Tod und das bedeutet Erleuchtung. Sobald der Yogi nicht mehr von Atmung und Herzschlag abhängig ist, um existieren zu können, erwacht das höchste Wissen in ihm. Er fürchtet den Tod nicht mehr, bedeutet doch der Tod für ihn, von allen Bindungen frei zu sein.

Im Tode bewegt sich die entkörperte Seele von einem Ort weg zu einem anderen hin. Der Tod selbst kann friedvoll oder mit Schmerzen verbunden sein, je nach dem Karma des einzelnen. Wenn ein Mensch zu Lebzeiten die Stufe der bewußten Trennung des Selbst vom Körper erreicht hat, so hat der Tod für ihn keine Schrecken mehr. Er kennt den Zeitpunkt im voraus, an dem sein *prārabdhakarman* erschöpft ist. Wenn die Zeit reif ist, verläßt er bewußt die Welt. Dies kann jedoch nur durch regelmäßige und gewissenhafte Übung in der Meditation erreicht werden.

Der Tod ist nicht das Ende eines Individuums, so wenig wie die Geburt dessen Anfang ist. Was ist der Tod aber dann? Tod bedeutet, daß das Selbst zusammen mit dem feinstofflichen Körper, der das Bewußtsein mit all den angesammelten Eindrücken umfaßt, den grobstofflichen Körper verläßt. Diese angesammelten Eindrücke werden zu Keimzellen zukünftiger Geburten.

Es ist der letzte Gedanke des Einzelwesens, der dessen nächste Geburt bestimmt. Die letzten Gedanken werden von den Wünschen und Begierden geformt, die in seinem Leben vorgeherrscht haben. So kann man sagen, Wünsche und Begierden sind die Wurzel von Geburt und Tod. Zerstört man die Wünsche, so trifft man das Karma an der Wurzel und entkommt dem Kreislauf von Geburt und Tod. Dies wird jedoch nur durch ernsthafte Meditation möglich. Die Gita sagt klar und deutlich: »Wer alle Wünsche aufgibt und frei von allem Verlangen, allem Egoismus und allem Durst nach Vergnügungen durchs Leben geht, der erlangt den inneren Frieden.« Das ist das Stadium einer Seele in Gottes-Erkenntnis. Da sie diesen Zustand erreicht hat, hat sie alle Täuschung überwunden und bleibt auch in diesem Zustand verwurzelt. Selbst im letzten Augenblick erfährt sie die Seligkeit des Brahman. Wenn ein Einzelwesen die Unsterblichkeit des Selbst erkennt, hat es Befreiung erreicht. Der Kreislauf von Geburt und Tod ist dann beendet. Deshalb ist es die Pflicht eines jeden, mit Hilfe der Gnade Gottes und der bereits Befreiten, die eigene Befreiung zu erreichen.

Ebenso wie Gott allumfassend und unbegrenzt ist, sind auch die verkörperten Seelen *(jīva)* nach den Schriften der Hindus allumfassend und unbegrenzt. Eine Jiva durchläuft achthundertvierzigtausend Mutterleiber, ehe sie die Befreiung erreicht. Davon kommt sie vierzigtausendmal als Mensch zur Welt. Wenn jemand also eine Geburt als Mensch erreicht hat, sollte er achtsam handeln und sein Urteilsvermögen gebrauchen, um den Willen Gottes zu erkennen. Mit Hilfe der Meditation ist es ihm möglich, seine unmittelbare Erkenntnisfähigkeit zu schulen und seine Entwicklungsmöglichkeit innerhalb eines Lebens zu vergrößern.

Das Ziel des menschlichen Lebens ist es, das Ufer der Unsterblichkeit zu erreichen. Dazu wird der menschliche Körper wie ein Boot benutzt. Mit Hilfe dieses Bootes müssen wir den Ozean aus Leben und Tod überqueren und unsterblich werden. Erreicht wird dies durch das Gewahrwerden des Selbst. Das fällt uns nicht leicht, sind wir doch in dem Dschungel aus Materie, Körper und Geist gefangen. Dem Unwissenden scheint der Körper das Selbst zu sein, dem Gebildeten der Geist. Nach dem, was bereits gesagt wurde, ist uns klar, daß beide sich täuschen.

Die verschiedenen Wellen, die im Denkorgan *(citta)* entstehen, verdecken das Selbst. Eine leichte Widerspiegelung des Selbst kann in diesen Wellen, die das Selbst verdecken, wahrgenommen werden. Diese Wellen sind *saṃskāra,* die Gesamtheit der Eindrücke, die unser Handeln hinterläßt. Die wahre Natur des Selbst kann solange nicht wahrgenommen werden, wie noch eine Welle den See des Citta trübt. Sobald alle Wellen sich gelegt haben, erreicht der Meditierende *nirvikalpasamādhi,* d.h. die »keimlose Versenkung«. »Keimlose Versenkung« bezeichnet den Zustand, der erreicht ist, wenn die Handlungen keine Spuren mehr im Unterbewußtsein hinterlassen und somit aufhören, den Menschen zu binden. In diesem Zustand sind alle Schleier gelüftet und das Selbst wird wahrgenommen, wie es in Seiner ganzen Herrlichkeit erstrahlt. Dann werden wir erkennen, daß das Selbst keinen Einschränkungen unterliegt. Es ist der ewig bestehende Urgrund allen Seins. Als solcher kann es weder geboren werden, noch kann es sterben. Es ist unsterblich und unzerstörbar, das ewigdauernde Wesen des Bewußtseins.

Das Leben auf Erden ist gekennzeichnet durch unaufhörlichen Wandel. Die Bhagavadgita beschreibt die Welt als voll von Unglück, als Hort des Elends und der Vergänglichkeit. Die alten Weisen haben aus ihrer unmittelbaren Erfahrung heraus erklärt, daß es »nur eine Wahrheit gibt« und daß es das Ziel des menschlichen Lebens ist, diese Wahrheit zu erkennen. Deshalb auch lautet die Botschaft der alten Weisen an die Menschheit: »Ihr Kinder der Unsterblichkeit, erkennt euch selbst als das Unendliche. Werdet zum All. Das ist der höchste Segen.«

Das Leben ist kostbar, aber kurz; der Zeitpunkt unseres Todes ungewiß. Intensive Selbst-Schulung bedeutet *puruṣavat* und vermag uns zum höchsten Ziel zu führen. Das Reich des Friedens liegt jenseits des Sprechens, jenseits des Denkens. Es ist die wirkliche Ebene spirituellen Wissens. Es ist unser Zentrum, unser Ideal, unser Ziel. Es ist das vollkommene Gewahrsein des Selbst. Das Ziel des Lebens ist es, diese Selbst-Erkenntnis zu erreichen. Das Gefühl der Fülle und ewiger Befriedigung kann nur erhalten, wer das Selbst erkennt. Das Leben auf Erden in diesem Körper ist lediglich eine Vorbereitung, ein Schritt vorwärts zum höheren Leben. Leben ist göttlicher Dienst. Wir leben, weil es Gott gibt, wir existieren in Gottes Dasein, wir atmen und bewegen uns in Ihm. Hat man einmal die Bedeutung dieser spirituellen Wahrheit verstanden und den Kern dieser Erkenntnis zum wesentlichen Bestandteil seiner täglichen Aufmerksamkeit gemacht, dann wird man zu Gott auf Erden.

Mokṣa oder Befreiung ist das summum bonum des Lebens. Es ist die Erfüllung des Lebenszwecks. Die Fessel von Leben und Tod existiert für den, der Moksa erreicht hat, weder auf Erden, noch an einem anderen Ort. Der wahre Zweck des Lebens ist, diese Freiheit zu erkennen. Die Erkenntnis der Einheit von individueller und universeller Seele bedeutet Befreiung. Indem wir das individuelle Ego aufheben, werden wir wahrhaft allumfassend. Wir erwerben das ewige Leben.

Jeder ist Herr seines eigenen Schicksals. Alles liegt im eigenen Vermögen. Auch das *prārabdhakarman* unterliegt unserem Einfluß. Durch Gebrauch des freien Willens sind wir imstande höchste Erkenntnis zu erreichen. Wirklich, unter der Sonne gibt es nichts, das er nicht vollbringen könnte. Aber wenn er die Macht seines wahren Selbst vergessen hat, hat er sich seiner eigenen Möglichkeiten beraubt.

Ziel des Lebens aller Wesen ist Glückseligkeit, Friede, Erfüllung, Sicherheit, Wissen und Unsterblichkeit. Dieser Wunsch nach Vollkommenheit entspringt dem Selbst, dem Ebenbild Gottes in uns. Denn das vollkommene Ebenbild Gottes in uns sucht sich in jedem Einzelwesen auszudrücken. Der einzige Weg, diese höchste Erscheinungsform wahrzunehmen, liegt darin, unser isoliertes Bewußtsein mit dem Ozean des kosmischen Bewußtseins – Gott – zu vereinen. Gurudev Paramahansa Yogananda sagt dazu: »Eine einzelne Welle, die sich aus dem Ozean erhebt, ist an die Gesetze der Veränderlichkeit gebunden. Sie entsteht, besteht und vergeht. Aber wenn die Welle erkennt, daß sie nur eine Ausformung des Meeres darstellt, wenn sie weiß, daß das Meer zu dieser und zu all den anderen Wellen geworden ist, wenn die Welle weiß, daß sie das Meer ist, dann weiß sie auch, daß sie trotz der Veränderungen ihrer Form nie verloren geht oder vernichtet wird.«

In ähnlicher Weise können auch wir in unserer Existenz als Einzelwesen unsterblich werden, wenn wir die Unsterblichkeit Gottes erlangen. Unser Bewußtsein kann nur dann ins Unendliche wachsen, wenn es im kosmischen Bewußtsein Gottes aufgeht. Unsere Freude wird nur dann kein Ende finden und ewig währen, wenn sie mit der ewig neuen Freude Gottes vereint ist. Selbst-Verwirklichung ist das Wissen um das eigene Selbst und dessen Einheit mit Brahman oder Gott. Mit ihrer Hilfe gelangt man jenseits der Zeit, jenseits des Raumes und jensetis des Verursachungsprinzips. Dieser Zustand ist in Wahrheit die Wiedergewinnung des ursprünglichen Status' der Menschheit und keine Neuerwerbung. Karma ist die Ursache aller Unvollkommenheit und aller Bindungen. Wünsche erzeugen Karma und das Sinnesbewußtsein erzeugt Wünsche. Nur wenn unser Bewußtsein mit dem kosmischen oder universellen Bewußtsein verschmilzt, werden die Wünsche zerstört. Wird man wunschlos, binden die Handlungen eines Menschen diesen nicht mehr. Er wird frei.

Das eigentliche Wesen aller Religionen ist die persönliche Erfahrung des Göttlichen. *Sādhanā* ermöglicht dies. *Sādhanā* bezeichnet jede spirituelle Übung, die den Übenden befähigt, Gott zu erkennen. Es ist das Mittel, mit dessen Hilfe man das Ziel des Lebens erreichen kann. *Sādhanā* ist aber nur Mittel zum Zweck.

Will man dieses Ziel erreichen, so ist Selbstbeherrschung unabdingbare Voraussetzung. *Sādhanā* umfaßt alle religiösen

Übungen und Zeremonien, die zum Erkennen spiritueller Wahrheiten führen. Das heißt, *sādhanā* ist praktisch angewandte Religion.

Um Gott zu lieben, müssen wir Ihn in unserem eigenen Bewußtsein erfahren und nicht mittels Büchern oder durch philosophische Betrachtungen. Nur dann kann dort wahre Liebe herrschen. Spirituelle Übung ist der Weg zu dieser Art von Wissen. Aus Handeln entsteht Wissen und aus Wissen Liebe. Ohne unmittelbares Wissen gibt es keine wahre Liebe, höchstens Sentimentalität.

Der sicherste Weg, Gott zu erfahren, ist der, der von den großen Meistern und Yogis entdeckt und praktiziert wird. Durch Gebete allein können und werden wir keine spirituellen Wahrheiten entdecken. Wie die Wissenschaftler müssen wir unsere Bestrebungen und Versuche konzentrieren und systematisieren. Der Unterschied zu diesen besteht allerdings darin, daß der Wissenschaftler sich den Naturgesetzen zuwendet, während wir uns nach innen und den Gesetzen des Geistes zuwenden müssen. Kriya-Yoga ist die wissenschaftliche Methode, die die wahren Gottsucher zu ihrem Ziel führt.

Religion gehört zum tiefsten Wissen der Menschheit. Psychologische und physische Schulung sind notwendig, weil spirituelle Verwirklichung die Entfaltung des Geistes aus der menschlichen Form bedeutet.

Die Indische Kultur legt auf die Beziehung zwischen Guru und Schüler besonderen Wert. Wer Schüler werden möchte, sucht durch Bescheidenheit, Liebe und Dienste Zugang zum Guru. Der wahre Guru hat die Selbst-Verwirklichung erreicht, was vollständiges Beherrschen des pulslosen und atemlosen Zustandes bedeutet, d.h. des *samādhi*. Nur wer diese Bedingung erfüllt, ist der Aufgabe eines Guru gewachsen und nicht etwa, wenn er nur ausgezeichnet spricht oder eine große Gefolgschaft besitzt. Sucht jemand ernsthaft die Erleuchtung, dann sorgt Gott dafür, daß er einen wahren Guru findet. Die meisten Menschen scheitern auf der Suche nach Wahrheit, weil sie sich im Wald der Theologie verlieren und von einem Theoriendickicht zum nächsten wandern. Wahre religiöse Grundsätze finden sich in vielen guten Büchern. Aber ihre volle Bedeutung wird solange nicht erfaßt, bis sie sich im Leben eines Gurus manifestieren. Solch ein erleuchtetes Wesen kann seinen Schülern weiterhelfen, vorausgesetzt, diese stellen sich auf ihn ein. Darüber hinaus ist die körperliche Gegenwart eines Meisters zur Anleitung nicht notwendig. Der wahre Guru ist Gott selbst. Der menschliche Guru ist nur sein Werkzeug oder Stellvertreter.

Der Suchende, der Gott erkennen möchte, muß sich zuerst über sein Körperbewußtsein und seine materielle Existenz erheben. Durch Ausüben der großen Yoga-Lehre, die von den Weisen Indiens entdeckt wurde, ist es uns ein Leichtes, uns über das begrenzte Körperbewußtsein zu erheben. Wir können dann wahrnehmen, daß wir eins sind mit Gott. Wir können dann wahrnehmen, daß unser eigenes Dasein geistiger Natur ist, daß wir der Anfang und das Ende von allem sind. Wir werden wahrnehmen, daß wir durch alle Hände arbeiten, in jedem Bewußtsein denken, daß unser Herz in allen Herzen schlägt. Wir werden unsere Gegenwart in allen Dingen erkennen und gewahr werden, daß die Sterne nur der Schmuck unseres weiten Körpers sind. Wir breiten uns über die Sterne aus und blinken durch ihr Licht. Und die Schöpfung treibt schwimmend auf dem Meer des ewigen Seins.

Körper und Bewußtsein sind nur zwei Formen des Geistes. Geist, der sich als Materie verkörpert, bleibt weiterhin Geist. Die spirituelle Überlieferung Indiens lehrt, wie wir diesen in uns lebenden Geist erkennen können. Das göttliche Gedächtnis der Seele muß wiedererweckt werden, da sie ihre wahre Natur aufgrund der Bindung an Körper und Materie vergessen hat. Dann werden wir entdecken, daß wir göttlich sind, alles göttlich ist und es nichts gibt außer Gott. Das ist der Schatz Indiens, den man durch die Technik des Kriya-Yoga erlangen kann. Die tiefste und letzte Wahrheit wird uns dann bewußt.

Alle wahren Gurus sind lebendig, ungeachtet dessen, ob sie ihre körperliche Form beibehalten haben oder nicht. Am Anfang der spirituellen Suche mögen wir viele Lehrer haben, aber es gibt dabei nur einen Guru. Schüler sind die, die zum Guru um einer ewigen Bindung willen kommen. Der Guru ist die lebende Verkörperung der spirituellen Wahrheit. Wenn der Suchende sein Herz gereinigt hat, dann schickt ihm Gott seinen Guru, denn es ist leichter einer lebenden Verkörperung der Wahrheit zu folgen, als von abstrakten Vorstellungen zu zehren. Kein Buch, wie erhaben es auch sein mag, kann einen Guru ersetzen.

Die Frage ist, wie man erkennen soll, wer für die Rolle eines Guru gerüstet ist auf dem Wege zur Selbst-Verwirklichung. *Śaṅkara* sagt: »Ein wahrer Lehrer ist mit dem Veda wohlvertraut, unschuldig, wird nicht von Begierden hingerissen, ist der

Beste unter denen, die Brahman kennen und hat sich selbst in Brahman zurückgezogen. Er ist ruhig wie ein Feuer, das sein Öl verbrannt hat, ein unbeschreiblich grenzenloses Sammelbecken der Barmherzigkeit und ein Freund aller guten Menschen, die sich ihm zu Füßen werfen.«

Die Gita sagt, daß derjenige, dessen Geist im Leid ungetrübt bleibt, dessen Durst nach Vergnügen völlig verschwunden und der frei von Leidenschaft, Furcht und Ärger ist, ein gefestigtes Bewußtsein hat. Ein befreiter Meister ist frei von Begierde, Selbstsucht, Egoismus, Ich-Bezogenheit, Verhaftung, Gier und Haß. Er ist voll reiner Liebe, Mitleid und Barmherzigkeit. Er ist ein Kraftwerk, das spirituelle Energie erzeugt. Es ist wirklich ein seltenes Glück, mit solch einem Weisen oder *sadguru* in Kontakt zu kommen. Gott schickt seine Repräsentanten immer zu denen, die Ihn wahrhaft suchen. Nur wenige haben den *nirvikalpasamādhi* erreicht. Aber man muß einen wahren Guru suchen, wenn wahres Verlangen nach spirituellem Fortschritt vorhanden ist. Natürlich kann auch ein Yogi, der in den spirituellen Übungen fortgeschritten ist, einen Anfänger anleiten. Aber nur ein Meister, der das Selbst verwirklicht hat, kann ihn zum Ziel zu führen.

Ein *sadguru* oder bewußt-seiender Meister kann den Körper des Schülers zum Zeitpunkt der Einweihung reinigen, indem er seine spirituelle Kraft in den Schüler einfließen läßt. Durch Reinigen der Wirbelsäule in den sechs einzelnen Zentren erweckt er die Schlangenkraft, die im menschlichen Körper schlummernde kosmische Kraft. Als eine Auswirkung davon erfährt der Schüler die drei göttlichen Erscheinungen: Licht, Ton und Schwingung. Die sechs Rückenmarkszentren halten den Menschen entsprechend seinem Karma an die Welt gebunden und gestatten ihm nicht, die Ebene seiner Tierhaftigkeit und seiner Vernunft zu überschreiten. Wenn aber der Schüler unter der Anleitung eines Guru seine sechs Rückenmarkszentren mit Hilfe des Kriya-Yoga unter Kontrolle bringt und dort Gottes-Bewußtsein bildet, kann er alle Untugenden besiegen und sich zu einem göttlichen Wesen entwickeln. Dann schwindet seine Unwissenheit und das Licht der Weisheit leuchtet in ihm.

Ein Grundsatz in Sanskrit besagt: »Huldige Gott, nachdem Du Gott geworden bist.« Nur wenn die im Steißbeinzentrum schlummernde Kraft durch die verschiedenen Zentren im Rückgrat nach oben in das Gehirn gezogen wird, ist Spiritualität möglich. Gebete, Gottesdienste und Rituale sind nutzlos. Sie erzeugen weder im Bewußtsein noch im Herzen einen Wandel. Nur ein bewußt-seiender Meister kann die letztendliche göttliche Kraft, die *kuṇḍalinī,* wachrütteln. Der unmittelbare Kontakt mit einem Guru ist deshalb notwendig.

Sri Shankara sagt: »Es gibt drei Dinge, die wirklich selten sind und nur durch die Gnade Gottes erreicht werden. Dies sind: Als Mensch geboren zu werden, das Verlangen nach Befreiung und die schützende Fürsorge eines vollkommenen Weisen.« Nicht irgendeiner oder jeder kann ein Guru sein. In jedem Zeitalter verkörpert Gott Sich selbst als der Guru, um die Menschheit zu lehren. *Sat-cit-ānanda* allein ist der Guru. Guru gibt es immer nur einen, *upagurus* viele. Derjenige von dem irgend etwas gebessert wird, ist der *upaguru.* Der große *Avadhūta,* ein Mönch, der in der Bhagavadgita genannt wird, hatte vierundzwanzig *upagurus.* Gott schickt den Sadguru oder verwirklichten Meister nur den ernsthaftesten Schülern.

Paramahansa Yogananda sagt, daß man Spiritualität nicht auf dem Markt kaufen kann. Vater und Mutter ermöglichen die körperliche Geburt, der Guru hingegen ermöglicht die spirituelle Geburt und führt den Schüler zum Ufer der Selbst-Verwirklichung. Der Schüler muß den Anweisungen des Gurus gewissenhaft und aufrichtig folgen und die Meditation regelmäßig üben, wenn er den vollen Nutzen aus seinem Kontakt mit dem Guru ziehen will. Worte können der die Seele enthüllenden Kraft des Kriya-Yoga nicht gerecht werden. Es ist nicht notwendig, mit der Theorie des Kriya-Yoga vertraut zu sein, um darin Fortschritte zu machen. Nur Konzentration und Aufrichtigkeit sind notwendig. Ein wahrer Guru ist ein Begünstigter Gottes, durch den Gott diejenigen unterweist, die ihn verehren, damit sie ihr wahres Selbst verwirklichen lernen.

Das spirituelle Vermächtnis Indiens

Die Entwicklung spiritueller Anschauungen hat sich nur sehr langsam vollzogen. Selbst heute gibt es noch Menschen in der Welt, die verstorbene Seelen als Götter und Führer ansehen. Tatsächlich können wir sagen, daß diese Vorstellung den Ausgangspunkt des spirituellen Fortschritts darstellt. Aus dieser Vorstellung heraus entwickelte sich die allgemeine Meinung von der Dualität, die davon ausgeht, daß der Mensch von Gott als dem Schöpfer verschieden sei. Dieser Gedanke besteht in den meisten Religionen. Der Hinduismus behauptet, daß alle Menschen lebende Gottheiten sind, alles Gott ist und nichts außer Gott existiert. Einige Religionen predigen Dualismus und Pantheismus. Sie lehren, daß Gott ein gesondertes Wesen ist, das irgendwo in den Himmeln sitzt und das Universum gleich einem Diktator regiert. Dennoch beschreiben sie Gott als alldurchdringend und allgegenwärtig. Wenn Gott aber allgegenwärtig ist, so ist er in allen Wesen gleichermaßen anwesend. Es ist also einfacher, Gott im eigenen Selbst zu suchen als im Himmel. Wieder andere Religionen lehren, daß die Menschen von Gott verschieden seien, da sie indidivuelle Seelen hätten. Dies unterstreicht nur noch die Verwirrung der Theologen. Das innere Wesen des einzelnen – das Selbst – und Gott sind eins. Wenn nicht, dann könnte niemand göttlich werden. Wir Menschen sind göttlich, aber wir müssen lernen, unsere Göttlichkeit auch zu sein. Es ist spirituelle Feigheit, die die Menschen ängstlich davon abhält, diese Tatsache zu akzeptieren und die sie in dem bequemen Gedanken Schutz suchen läßt, daß sie nur gewöhnliche Menschen seien und als solche verdammt zu einem Leben in Sünden.

Der Hinduismus stellt nicht nur stolz die Behauptung dieser Wahrheit auf, er bietet auch verschiedene Methoden an, diese Wahrheit zu erkennen. Dies machte aus Indien seit unvordenklichen Zeiten ein Land der spirituellen Führer mit einer alten und hochentwickelten Zivilisation. Indien entwickelte sich in allen Bereichen. Der Verfall Indiens begann, als es seine Spiritualität zugunsten des Materialismus aufgab und sein edles Erbe und seine Kultur vergaß. Als natürliche Begleiterscheinung zerfiel auch der Hinduismus in Dogmatismus, Fanatismus und Ritualismus. Aber es gibt derzeit unterschwellige Strömungen in Indien, die – wenn sie an die Oberfläche treten – Indien wieder seinen rechtmäßigen Platz in der Welt finden lassen werden. Der Tag ist nicht mehr fern.

Die spirituellen Wahrheiten, die vom Hinduismus vertreten werden, entstammen nicht der Spekulation, sondern sind das Ergebnis jahrhundertelanger geduldiger Nachforschung. Den Entstehungszeitpunkt des Hinduismus kann man nicht festlegen. Das Höchste kann nicht in wenigen tausend Jahren entdeckt werden. Der Hinduismus hat dieses Höchste enthüllt und verehrt es in der Form von Symbolen. Auf diese Weise beinhaltet der Hinduismus keinen Götzendienst. Das einzelne Götterbild steht nur stellvertretend für einen bestimmen Aspekt des Göttlichen. Das Idol kann zerstört werden, aber nicht der ideelle Gehalt. Diese ideellen Inhalte vereinen in sich die vielfältigen Aspekte der höchsten Wahrheit, die nur durch spirituelle Übung verwirklicht werden kann.

Die Bemühung um die Verwirklichung des Selbst ist die Tradition und die Besonderheit Indiens. Seit grauer Vorzeit hat sich Indien auf die Schulung der Seele spezialisiert. Es stellt für alle, die nach Seelen-Bildung und Selbst-Erkenntnis durch Yoga suchen das Ziel ihrer Pilgerreise dar. Nur durch das Ausüben von Yoga kann man Frieden, Freude, Glückseligkeit und Selbst-Verwirklichung erlangen. Den materiellen Wissenschaften ist es nicht gelungen, dies zu ermöglichen. Der materielle Fortschritt hat ein Gefühl der Leere und Sinnlosigkeit hinterlassen. Das wird überall offensichtlich. Die Zunahme des Materialismus hat die Kultur zerstört und den ethischen und sozialen Werten einen schweren Schlag versetzt. Nur durch die Zurücknahme von den Reizen der äußeren und durch Erforschen der inneren Welt kann der Mensch in Frieden mit sich selbst leben und Seligkeit erlangen. Yoga zeigt den Weg dazu.

Das Wort *»yoga«* erzeugt in denen, die nicht damit vertraut sind, eine Menge Verwirrung. Diese Verwirrung wird weiter verstärkt, wenn die sich selbst ernannten Yogis kommen, die vorgeben, den »wahren Yoga« zu lehren. Viele Menschen sind verwirrt und fühlen sich schließlich abgestoßen von der Wissenschaft des Yoga, wenn sie sogenannte Yogis z.B. ihre Körperübungen vollbringen sehen. Diese Yogis erweisen nicht nur dem Yoga einen schlechten Dienst, sondern führen auch eine große Zahl von Menschen in die Irre.

Das Wort *»yoga«* bedeutet *Vereinigung* und bezeichnet die Einheit der Person mit Gott. Diese Einheit ist immer vorhanden, sie muß nur erkannt werden. Die Gita sagt: »Gleichmut ist Yoga« und erklärt weiter, daß vollkommene Loslösung von allen persönlichen Wünschen und Abneigungen Yoga ist. Bindungslosigkeit ist Yoga. Diese Loslösung kann nicht durch Schlußfolgerung oder verstandesmäßiges Urteilen erlangt werden, sondern nur mit Hilfe einer Technik. Eine solche Technik ist Kriya-Yoga. Ist einmal vollkommene Bindungslosigkeit erreicht, erlangt man Wissen von verborgensten Dingen.

Kriya-Yoga ist das Heilmittel für alle Gebrechen der Menschheit: körperlich, geistig und seelisch. Er ist die Antwort auf alle Leiden auf diesen Ebenen und erzeugt eine allumfassende Entwicklung und Frieden. Er wandelt den Menschen um und führt ihn zum Ziel. Ja, er kann Gesellschaften und Nationen verändern, indem er ein Zeitalter des Friedens, des Wohlstandes und der Glückseligkeit in der Welt schafft.

II. Die Beschleunigung der menschlichen Entwicklung

Die Welt ist nicht mehr so groß, wie sie dem Menschen einst erschien. Schnelle Transport- und Kommunikationsmittel ließen die Entfernungen unglaublich schrumpfen. Große wissenschaftliche Erfindungen haben die Entwicklung der Welt beschleunigt und uns aus der Knechtschaft der Natur, aus drükkender Armut und von körperlichen Schmerzen weitgehend befreit.

Auf der anderen Seite sieht sich die Menschheit heute einer Schicksalsfrage gegenübergestellt, denn sie findet sich inmitten der größten Krise ihrer Geschichte. Unsere bedenkliche Lage rührt daher, daß die Entwicklung des menschlichen Geistes mit den sich überstürzenden Entwicklungen in Wissenschaft und Technik nicht Schritt gehalten hat. Die Wissenschaft hat den Menschen zunehmend mehr Macht in die Hand gegeben und mit dieser Macht hat er die Welt bereits in ein Sprengstoffdepot verwandelt. So lebt der Mensch ein aufreibendes Leben, krampfhaft nach Sinn und Sicherheit suchend. Die Lösung kann nur in einer moralischen und geistigen Umwälzung gefunden werden, die die ganze Welt umfaßt.

Kriya-Yoga ist das wirksamste Mittel, diesen Wandel in Gang zu setzen, denn er ist als praktisch anwendbare Philosophie für jeden Menschen der modernen Welt geeignet. Er vermag einer Generation Führung und Hilfe anzubieten, die verwirrt festzustellen beginnt, daß sie keine wahre Befriedigung in ihrem Dasein findet und nun tastend nach Licht sucht. Die allgemeine Entwicklung wurde durch wissenschaftliche Methoden beschleunigt. Dies kann man auch auf alle anderen Lebensbereiche übertragen, einschließlich des Seelenlebens.

In seiner »Entstehung der Arten« zeigte Darwin, daß das Leben auf diesem Planeten sich stufenweise entwickelt hat. Die Evolution ist ein fortlaufender Prozeß, von den ersten Formen lebender Organismen angefangen bis hin zum letzten Produkt, dem Menschen. Alle Biologen betrachten die Darwinsche Evolutionstheorie als weitestgehend befriedigende Darstellung des Entwicklungsganges, der tatsächlich stattgefunden hat.

In der Geschichte unseres Planeten hat die Menschheit, dank der Ausbildung des Sinnes- und Gefühlsapparates, ein Ausmaß an Fähigkeiten erreicht, das im Tierreich nicht möglich ist. Wir haben diese Macht benützt, um Hindernisse zu überwinden und die Welt, in der wir leben, zu verändern, und zwar in einer Weise, als ob wir damit den Anspruch auf das höchste Glied der Schöpfung im Evolutionsprozeß zu sein rechtfertigen könnten. In der Tat sind alle großen wissenschaftlichen Errungenschaften das Werk des lebendigen menschlichen Geistes. Im Gegensatz zu unserem in Raum und Zeit begrenzten Körper aber ist dieser Geist ewig.

Als Mensch geboren zu werden, ist eine seltene Gelegenheit. Man kann sie dazu benutzen, um die Unsterblichkeit des Geistes zu erkennen und so die räumlichen und zeitlichen Begrenzungen zu überschreiten. Leben schließt Evolution ein – eine stetig vorwärts schreitende Weiterentwicklung, einen beständigen Aufstieg zu immer höheren Stadien zunehmender Vollkommenheit. Es bedeutet Aufwärtsbewegung und unaufhörliche Suche nach Vollendung. Julian Huxley sagt am Ende seines Buches »Entfaltung des Lebens«: »Wahrer menschlicher Fortschritt zeigt sich in der Zunahme an ästhetischen, intellektuellen und geistigen Erfahrungen und Befriedigungen.« Er weist darauf hin, daß die Zukunft der fortschreitenden Evolution die Zukunft der Menschheit ist. Die Zukunft der Menschheit, sofern sie wirklich Fortschritt und nicht Stillstand sein soll, muß mit wohlüberlegter Zielsetzung gesteuert werden.

Wir müssen erkennen lernen, wie kostbar die menschliche Existenz ist. Wir müssen den wunderbaren tieferen Sinn begreifen, den dieser Körper hat als ein Werkzeug zu spiritueller Übung und Schulung und als wichtiger Führer zum letzten Ziel. Der Mensch wächst im Verlauf unzähliger Leben in sein göttliches Selbst-Sein hinein. Jedes Leben, jede Handlung ist ein Schritt, den wir nach vorn oder zurück machen können. Die Gedanken, der Wille und die Handlungen des einzelnen bestimmen, was einer wirklich ist. Radhakrischnan sagt: »Unsere Füße sind auf den Weg des höheren Lebens gestellt, auch wenn sie unsicher vorwärtsschreiten und der Weg nicht klar erkannt wird.«

Die Befreiung aus dem Kreislauf der Geburten und die Verwirklichung des göttlichen Zustandes ist der Traum aller großen

Religionen. Es ist das *mokṣa* der Hindus, das *nirvāṇa* der Buddhisten und das Himmelreich der Christen. Kosmisches Bewußtsein zu erlangen ist das Ziel des Lebens. In der Sprache der Religionen ist Geist gleich Gott. Er ist die letzte Wirklichkeit, einzig und allumfassend. Kosmisches Bewußtsein, Geist, Gott, das Absolute und das Selbst: dies alles ist ein und dasselbe. Das Erkennen des Selbst ist das einzige *summum bonum* des Lebens und allein darin findet das Leben seine Erfüllung.

Wir sind alle lebendige Funken des Göttlichen. Wer ganz tief in sein Selbst eintaucht, erkennt nicht nur seine Wesenseinheit mit dem kosmischen Geist, sondern kostet die Süße unendlicher Freude. Im Lärm und in der Hetze unseres täglichen Lebens jedoch bleibt das Geheimnis unseres Daseins unbeachtet. Das Selbst ist der Urquell aller Freude, das teuerste Gut der Menschheit. Das Leben ist kostbar, denn es macht Freude, es zu leben. Man liebt eine andere Person oder ein Ding, weil man sich selbst mit dieser Person oder diesem Ding vereint fühlt. Sich eins fühlen mit dem Selbst, heißt eins sein mit dem unendlichen Gott. Diesem Ziel entgegenzustreben, ist unser Geburtsrecht. Kriya-Yoga kann uns zu diesem Ziel führen.

Die Seele ist das mikrokosmische Abbild des Geistes. Als solches erscheint sie zuerst in Form von Schwingungen des Überbewußtseins, die sich in Lebensenergie umwandeln. Diese wiederum durchströmt den grobstofflichen menschlichen Körper. So entsteht Bewußtsein, so entsteht Materie; beides sind Schwingungen des Geistes. Unsichtbarer Geist, der als Lebensenergie schwingt, wird zu grobstofflicher Materie. Materie ist nicht das, als was sie uns erscheint. Sie ist nichts anderes als schwingende Energie und im Endeffekt Schwingung des Bewußtseins. Kosmische Energie ist feiner als Elektronen oder andere pulsierende Kräfte in der Natur und sie ist Träger von Bewußtsein.

Wenn wir der wahren Natur des Selbst gewahr werden und begreifen, daß wir alle Erscheinungsformen des einen kosmischen Bewußtseins sind, dann werden wir die ganze Welt lieben. Es gibt keine unbeseelte Materie. In jedem Ding ist Leben. Materie ist erfüllt von Leben. Das wird von den Erkenntnissen der modernen Wissenschaft schlüssig bewiesen. Diese bemerkenswerte Entwicklung vom Stein zu Gott verläuft über Millionen von Jahren, über Äonen von Zeiten. Im Leben des Einzelwesens schreitet dieser Prozeß aber schneller vorwärts, dank all der in der Vergangenheit angesammelten Kräfte, die dahinter stehen. Diese Kräfte, die sich in Form von Entwicklungsfähigkeit ausdrücken und offenbar werden, steigern sich in ihrer Wirkung.

Eingebunden in Stein, in der mineralischen Welt, wachsen die Lebenskräfte, strömen etwas mehr Kraft aus und beginnen den Prozeß der Entfaltung. Dann werden sie zu stark für die mineralische Welt und wechseln über in die Pflanzenwelt. Dort entfalten sie mehr und mehr von ihrer Göttlichkeit, bis sie zu stark sind für die Pflanzen und zu Tieren werden. Sie dehnen sich während ihrer Existenz als Tiere aus, sammeln Erfahrungen und übersteigen schließlich auch die Grenzen des Tieres und erscheinen als Mensch. Im menschlichen Dasein wachsen sie weiter. Sie laden sich mit stetig zunehmender Kraft auf, der Druck gegen ihre Barrieren wird größer und schließlich überwinden sie das menschliche Sein und gehen über ins Übermenschliche. Der letzte Schritt in dieser Entwicklung wird Yoga genannt. Dieser Vorgang läßt sich durch bewußte Anstrengungen, unter Zuhilfenahme wissenschaftlicher Methoden, beschleunigen.

Von der tierischen Ebene des Lebens müssen wir zur vernunftbestimmten Ebene aufsteigen, von dieser zur intuitiven oder überbewußten Ebene und von der überbewußten Ebene aus können wir im kosmischen Bewußtsein aufgehen, dem *nirvikalpasamādhi,* dem höchsten Zustand der Erkenntnis. Neben dem Sinnes- und Handlungsbewußtsein der tierischen Ebene und neben Ich-Bewußtsein samt Intelligenz und Willen auf der menschlichen Ebene, macht man auf dieser Stufe spirituelle Erfahrungen, die neue Aspekte der Wirklichkeit enthüllen. Die Entwicklung wird beschleunigt, wenn man dieses Stadium erreicht und man im göttlichen oder überbewußten Zustand verbleibt und dabei ein überrationales Organ im Körper entwickelt wird. All dies hängt von der Aufnahmefähigkeit unseres Geistes ab, von den Gehirnzellen und der Wirbelsäule.

Die Heiligen sagen, daß es dem Menschen möglich sei, mit Hilfe solarer und chemischer Energien, innerhalb einer Million Jahre ein Gehirn zu entwickeln in dem kosmisches Bewußtsein zum Ausdruck kommt und in dem das ganze Wissen des Universums gespeichert werden kann. Voraussetzung dazu sei allerdings, gesund, ohne Leiden und Alterserscheinungen leben zu können.

Die Heiligen lehren auch, daß es mit speziellen Methoden möglich ist, den Entwicklungsprozeß zu beschleunigen, indem man die Gehirnzellen durch Magnetisieren verändert. Dies gelingt durch die Anwendung der Kriya-Technik. Sie ermöglicht innerhalb einer Lebensspanne das kosmische Bewußtsein zu erreichen. Die Methode des Kriya-Yoga ist einer der einfachsten und schnellsten Wege um das Stadium der Selbst-Verwirklichung zu erreichen. Es ist ein wahrhaft integraler, umfassender Yoga, der die Höherentwicklung der menschlichen Wesen zustande bringt, indem er gleichzeitig Körper, Geist und Seele schult.

Die aufsteigende Richtung der Evolution

In seinem Buch »Aufsteigende Entwicklung« sagt Morgan, daß Evolution der Name sei, den wir dem Gesamtplan geben, der die Abfolge aller Ereignisse in der Natur umfaßt. Der französische Denker Bergson, schlägt vor, die Entwicklung der Welt dadurch zu erklären, daß man eine allgemeine Lebenskraft voraussetzt, die beständig nach Ausgleich und Harmonie strebt. Diese Kraft nennt er »Elan vital«, den Lebensdrang. Dieser ist identisch mit der allgemeinen Wirklichkeit oder Kraft, die allen Erscheinungen innewohnt.

Man sieht, wie dieser Lebensdrang darum kämpft, in der lebendigen Welt in den verschiedensten Erscheinungsformen zum Ausdruck zu kommen. Als Folge entwickelt sich das Leben in drei Hauptrichtungen: Pflanzen, Tiere und Mensch. In den Pflanzen ist das Bewußtsein noch in einem Schlaf- und Dämmerzustand. In den Tieren ist es dagegen bereits teilweise befreit vom übermächtigen Einfluß des materiellen Körpers und der Umgebung. Diese beginnende Befreiung findet ihren Niederschlag in Empfindungs- und Bewegungsfähigkeit. Im menschlichen Wesen schließlich überwindet das Bewußtsein die Materie, und zwar insbesondere in den vernunftbegründeten Handlungen. Voraussetzung dazu ist die Entwicklungs- und Bewegungsfreiheit. Die Kriterien, nach denen man die Hauptrichtungen unterscheiden kann, in denen sich das Leben entwickelt, sind der Dämmerzustand der Pflanzen, der Instinkt des Tieres und die Intelligenz des Menschen.

Um ein neues Individuum zu schaffen, vereinigen sich bei der Empfängnis zwei lebende Zellen, die Samenzelle des Vaters und die Eizelle der Mutter. Beide, Ei- und Samenzelle enthalten winzige, fadenähnliche Strukturen, Chromosomen genannt, die

»Lebensfäden«. Leben ist kein Naturprodukt der Materie. Die Eigenschaft und Fähigkeit, die Leben erzeugt, erfüllt und durchdringt die ganze Materie. Sie bestimmt den Grad der Komplexität, der notwendig ist, damit daraus biologische Aktivität entsteht.

Der Geist tritt in lebenden Organismen hervor, die einen noch höheren Grad der Komplexität besitzen. Obwohl sich in jedem materiellen Körper Leben manifestiert, zeigt der Aufbau des lebenden Körpers neue Bezüge und Merkmale, wenn dieser Körper einmal weit genug entwickelt ist, um Denkfähigkeit zu besitzen.

Materie, von außen und überflächlich gesehen, scheint unbewußt, so wie ein menschlicher Körper und eine Pflanze unbewußt erscheinen mögen, wenn wir sie nur äußerlich betrachten. Pflanzen und sogar Metalle zeigen jedoch Anzeichen von Empfindsamkeit, wenn man sie mit feinen wissenschaftlichen Instrumenten mißt. Nach Sri Aurobindo ist Materie ein Ausdruck des Absoluten, das sich spielfreudig in scheinbaren Schlaf gehüllt hat, um sich der Freude an der Selbstentdeckung hinzugeben, wenn es in aufeinanderfolgenden Entwicklungsstadien zu sich selbst zurückfindet. Materie ist also ihrem Wesen nach schöpferisch, Materie ist Aktivität. Diese schöpferische Aktivität, die man in der anorganischen Materie bereits feststellen kann, tritt im Verhalten der lebenden Materie nur noch augenfälliger zutage.

Mit dem Aufstieg des Bewußtseins im Organismus wird eine neue Qualität erzeugt, die sich in ihrer Gesamtheit weder auf die Materie noch auf das Leben zurückführen läßt. Ich-Bewußtsein stellt einen noch höheren Grad an Bewußtsein dar, es ist eine weitere Ebene des Aufstiegs. Das menschliche Wesen ist ein mikrokosmisches Abbild des Universums. Die ersten drei Erscheinungsformen der Wirklichkeit »Materie, Leben und Geist« sind in den menschlichen Wesen vereint. Dazu tritt beim Menschen eine dauerhafte psychische Erscheinungsform, Seele genannt, um die herum sein Körper, sein Leben und sein Bewußtsein zu einer individuellen Einheit zusammengefügt sind. Diese Einzelpersönlichkeit speichert die Erfahrungen und überdauert alle Wechsel von Körper, Leben und Bewußtsein.

Nach den Upanishaden sind Materie *(anna)*, Leben *(prāṇa)*, Wahrnehmungsfähigkeit *(manas)*, Unterscheidungsfähigkeit *(vijñāna)* und Seligkeit *(ānanda)* die immer mehr der Wahrheit und Wirklichkeit sich annähernden Ausdrucksformen des Geistes. Der Geist im menschlichen Wesen ist die Realität, die dem ganzen Sein zugrunde liegt. Das »Selbst«, »Gott« oder »das Absolute« sind alles Namen für ein und denselben universellen Geist in seinen verschiedenen Aspekten. Das Selbst ist die Erscheinungsweise des Geistes in der menschlichen Form, als Körper und Verstand. Wie die Materie, das Leben und andere Ausdrucksformen des Geistes ist das menschliche Selbst eine zusammengesetzte Einheit. Es ist das letzte und höchste Produkt des schöpferischen Prozesses, der aufsteigenden Evolution. Bewußt zu erkennen, daß die Menschheit eins ist mit dem Geist, das ist das Ziel des Lebens. Bewußt oder unbewußt versucht jeder Mensch, sich auf dieses Endziel zuzubewegen. Der Geist leuchtet immer im Menschen. Wenn dieser seine Einheit mit dem universellen Selbst erkennt, d.h. seine ihm eigene geistige Existenz, dann wird er eins mit dem Universum. Der Weg, um das Selbst zu entdecken ist die Meditation. Aber um die Wahrheit zu erkennen, müssen wir tiefer gehen. Es gibt nur eine Methode, Wissen zu erwerben. Durchschnittsmensch und höchstentwickelter Yogi, alle müssen diesselbe Methode anwenden und diese Methode heißt Konzentration. Das ist der Schlüssel, der die Tore der Natur öffnet und das Licht hereinfluten läßt. Konzentration ist der einzige Schlüssel zum Schatz des Wissens. Die Macht des menschlichen Verstandes ist unbegrenzt. Das Geheimnis der Welt ist unser, wenn wir wissen, wie wir anklopfen, wie wir den nötigen Stoß geben müssen. Der Stoß ist so stark und kräftig wie unsere Konzentration.

Man kann drei Werkzeuge des Erkennens unterscheiden. Als erstes den Instinkt, der im Tier sehr weit entwickelt ist. Dies ist das einfachste Werkzeug. Im Menschen hat er sich zum Verstand entwickelt. Aber Verstand genügt noch nicht. Zur Vollkommenheit ist eine weitere Entwicklung notwendig. Durch Üben des Kriya-Yoga für die Dauer eines Jahres, erhält man dasselbe Resultat, wie aus einer mehrjährigen Evolution. Die große wissenschaftliche Methode liegt darin, Gehirn und Rükkenmark mit Energie aufzuladen und den Strom durch sie fließen zu lassen. Bei korrekter Übung sichert man sich so mit jeder Ein- und Ausatmung – was einer *kriyā* entspricht – die Evolution eines Jahres. Durch die reinigende Wirkung des Kriya werden die Gehirnzellen gereinigt. So öffnen sie sich für den göttlichen Energiestrom, der sie mit schwingender Kraft erfüllt, wodurch sie das Stadium des kosmischen Bewußtseins erreichen. Das ganze Wissen der Welt wird so auf einfache Weise erfaßbar.

Rückenmark und Gehirn sind ein wundervolles Gebilde. Sie setzen sich aus höchst spezialisierten Nervenzellen und -fasern zusammen, die umgeben sind von zerebrospinaler Flüssigkeit und einem dichten Netz von Blutgefäßen. Die Wirbelsäule ist 70 cm lang, das Rückenmark 45 cm. Das Rückenmark *(suṣumnā)* beginnt an der Schädelbasis und endet in der Lendenregion, unter dem Nabel, in Form eines Kegels (*conus terminalis*). Von dort führt ein feines fadenartiges bläulich-weißes Gebilde – das *filum terminale* (Endfaden) – hinunter zum Steißbein, wo es endet.

Die Wirbelsäule beginnt ebenfalls an der Schädelbasis und endet mit dem Steißbein. Ein zentraler Kanal durchzieht der Länge nach das Rückenmark und zur Hälfte bis Dreiviertel auch das filum terminale. Dies ist umgeben von einem dicken Nervenbündel, der *cauda equina* (Pferdeschwanz), das vom Ende des Rückenmarks, etwa ab dem 2. Lendenwirbel verjüngend den untersten Teil des Wirbelkanals durchläuft.

Eine Yogaübung im Kriya Yoga, bekannt als *mahāmudrā,* ist eine einfache, aber wirksame Methode, die Wirbelsäule zu strekken und die richtige Verteilung des *prāṇa,* d.h. der Lebensenergie in der Wirbelsäule zu erreichen. Korrektes Üben der *mahāmudrā* verteilt den Strom der Lebensenergie gleichmäßig auf alle Körperteile. Weil *mahāmudrā* so wirksam die Wirbelsäule reguliert und auflädt, kann diese Übung jederzeit auch dann angewendet werden, wenn der Körper eine Regulierung und Entspannung braucht. Durch das Aufladen der Wirbelsäule gelingt es, die Lebenskraft in strahlende, alles erfüllende Geisteskraft umzuwandeln. Dies wiederum beschleunigt die körperliche und geistige Erneuerung und Verjüngung.

Die großen Yogis, die führenden Persönlichkeiten Indiens, haben eine Methode gelehrt, wie man bestimmte Energieströme um Wirbelsäule und Gehirn fließen lassen kann. Die Wirbelsäule ist die einzige Leiter, auf der man zum kosmischen Bewußtsein hinaufsteigen kann. Die körperliche und geistige Verjüngung des Kriya-Yoga erweckt schlummernde übersinnliche Kräfte und Wahrnehmungen. In der Meditation müssen unser Bewußtsein und unsere Energie bewußt aus den Sinnesorganen und den Muskeln in die Wirbelsäule zurückgezogen werden. Das Üben der Kriya lädt die Wirbelsäule auf, da man dabei den Lebensstrom der Länge nach um sie herumfließen läßt und ihn so aus den Sinnen und den vegetativen Organen zurückzieht und in der Wirbelsäule konzentriert.

Während man Kriya übt, wird die ganze Wirbelsäule in einen Magneten verwandelt, der die Energieströme des Körpers aus den Sinnesorganen und den Nerven anzieht. Die Hypophyse (Hirnanhangdrüse), das Willenszentrum, wird zum positiven, das Steißbeinzentrum zum negativen Pol. Der Energiestrom, den man durch fortgesetztes Ein- und Ausatmen erzeugt, zieht wie ein aufgeladener Magnet immer mehr Energie aus dem Nervensystem und aus den kosmischen Quellen in die Wirbelsäule. Die Technik des Kriya-Yoga lenkt unsere Aufmerksamkeit von den Sinneswahrnehmungen Sehen, Riechen, Hören, Schmecken und Fühlen weg, hin zu feineren Wahrnehmungen in Wirbelsäule und Gehirn. Ein ernsthaft Übender wendet sich automatisch nach innen. Er erfährt die göttlichen Erscheinungen, Ton, Schwingung, Schweregefühl auf der Stirn, Aufglühen von Licht im Mittelhirn, und er versinkt ganz in die Meditation. Deshalb ist die Kriya-Technik der Grundstein zur Selbst-Verwirklichung. Sie macht das Gehirn klar und ruhig, weil das ganze Bewußtsein in der Wirbelsäule zentriert ist. Das beruhigende Gefühl der Freude in der Wirbelsäule ist unvergleichlich. Indem der Lebensstrom einmal der Länge nach um die Wirbelsäule geführt wird, wie man es den Kriya-Yogi lehrt, wird eine Veränderung in Gehirn und Körper bewirkt, die normalerweise nur innerhalb von einem Lebensjahr erreicht würde, in dem man frei von körperlichen Beschwerden, mit sorgfältiger Ernährung und genügend Sonnenenergie leben kann. Steigt der Lebensstrom einmal um die Wirbelsäule hinauf und hinab, so entspricht das der Wirkung des Sonnenlichts im Verlauf von 365 Tagen.

Kosmisches Bewußtsein ist überall, im ganzen Universum, und es durchdringt alles. Menschliches Bewußtsein ist auf den menschlichen Körper und dessen Umgebung begrenzt. Um kosmisches Bewußtsein zu erreichen, ist die Ausdehnung des Bewußtseins notwendig, das in jeder Zelle von Körper und Gehirn vorhanden ist. Das Üben des Kriya wirkt klärend und anregend auf das Gehirn und kräftigt das verlängerte Mark. Auch der Körper wird dadurch dauerhaft aufgeladen, da dies seine Zellen mit nicht verlöschendem Licht ernährt und sättigt. Geist ist aus sich selbst geboren. Geist ist immerwährend bewußt. Seine Aufmerksamkeit ist überall gleichmäßig verteilt und überall voll konzentriert.

In uns Menschen, geschaffen nach Gottes Ebenbild, schlummert die latente Kraft, unsere Aufmerksamkeit zu konzentrieren und unsere allesdurchdringende Existenz überall wahrzunehmen. Wenn ein Mensch den Gesetzen des Lebens genau folgt und vertrauensvoll den Kriya-Yoga übt, so kann er sein Bewußtsein ausweiten und den Ozean des kosmischen Bewußtseins, d.h., den göttlichen Geist, erreichen.

Der Vorgang zur Erweiterung des Bewusstseins

Alle 12 Jahre vollendet der menschliche Körper einen Zyklus, als dessen Folge wir im Alter von 12, 24 und 36 Jahren eine deutliche Veränderung im Menschen feststellen können. Körperliche Veränderungen bewirken auch entsprechende Veränderungen unseres Geistes. Krankheiten und falsche Lebensführung verlangsamen den normalen Entwicklungsprozeß. Mit der Entwicklung unseres Gehirns in Zwölfjahres-Zyklen zeigen sich deutliche Unterschiede in der Lebenseinstellung. Im Verlauf dieses Prozesses wächst der abstrakte Intellekt und zeigt sich in unserer Fähigkeit, Ereignisse in Raum und Zeit zu verstehen, zu analysieren und zu kontrollieren. Es ist eine Tatsache, daß der Grad der geistigen Entwicklung eines Menschen der Entwicklung seiner Gehirnzellen entspricht.

Das Gehirn ist das oberste »Elektrizitätswerk«. Alle Zentren sind untereinander verbunden und werden in ihrem Handeln vom obersten Zentrum, den Gehirnzellen, beeinflußt. Sie senden Elektrizität oder Lebensenergien aus, die zu den verschiedenen Nerven fließen, die diese ihrerseits in Bewegungsimpulse umsetzen. Häufigkeit und Qualität der Energieentladung ist je nach Gehirn und Gesundheitszustand verschieden. Das Stammhirn entlädt sich in anderem Ausmaß als die Hirnhälften. Beim gesunden Menschen gehen gleichmäßige rhythmische Entladungen vom Gehirn aus. Ist man krank, werden sie unregelmäßig. Emotionale Störungen – durch Angst hervorgerufen – werden von außergewöhnlicher elektrischer Aktivität der Nervenzellen an der Hirnbasis begleitet, die den Entladungsrhythmus der höheren Zentren überlagern.

Die Energieströme aus dem Gehirn sind das Leben des Organismus und der Träger der sensorischen Meldungen an das Gehirn, die dort Denkreaktionen erzeugen. Wenn die göttlichen

Energieströme in den Körper hinunterfließen, ruhen sie sich zuerst auf den einzelnen Altären des Gehirns und der Wirbelsäule aus. Von den sieben zerebrospiralen Zentren verzweigt sich die Lebensenergie in das sensorische Nervensystem und hält die Seele in der Beschäftigung mit den materiellen Wahrnehmungen fest. Durch Üben des Kriya-Yoga werden Bewußtsein und Energie wieder in der Wirbelsäule gesammelt und der Yogi spürt dort so etwas wie unendliche Freude, der Beweis, daß das Göttliche in ihm gegenwärtig ist.

Unter allen Bestandteilen des Körpers steht insbesondere das Nervensystem in Beziehung zum Bewußtsein. Geist wird deshalb gleichgesetzt mit Nervenaktivität. Psychologen und Neurologen sind der Meinung, daß jedem Gedanken, jeder Wahrnehmung, jeder Handlung ein bestimmtes Muster von Nervenaktivität zugrunde liegt: Das Nervensystem ist eine außerordentliche komplexe Struktur mit zwei großen Systemen, dem zentralen und dem peripheren. Das zentrale Nervensystem umfaßt Gehirn und Rückenmark. Seine Aufgabe ist es, korrelativ und integrierend die Zusammenarbeit der verschiedenen Teile des Körpers zu steuern. Das periphere System bildet Nervenfasern, die von den Rezeptoren zum zentralen Nervensystem führen, bzw. von diesem zu den Muskeln und Drüsen.

Man kann das Nervensystem mit einem Telefonnetz vergleichen. Alle Außenstellen des Körpers haben Verbindung mit der großen Schaltzentrale, dem Gehirn. Das Nervensystem besteht auch aus Zellen, sie sind jedoch hoch spezialisiert und unterscheiden sich deutlich in Aussehen und Funktion von anderen Zellen. Sie haben die spezielle Fähigkeit, elektrochemische Botschaften oder Nervenimpulse zu empfangen und weiterzugeben. Eine Nervenzelle kann in etwa mit einem einzelnen Telefonkabel innerhalb eines verwickelten Telefonnetzes verglichen werden.

Im menschlichen Gehirn sind Billionen von Nervenzellen miteinander verwoben. Jede von ihnen kann, mittels vielfältiger Zwischenverbindungen, Botschaften an nahe und entlegene Zellen senden. Selbst ein hochentwickelter elektronischer Computer ist ein einfaches System, verglichen mit dem menschlichen Gehirn. Wenn durch Konzentration alle Nerven- und Gehirnzellen auf die kosmische Energiequelle eingestellt sind, werden sie aufgeladen. Unser Körper besteht aus Trillionen von Zellen. Jede Zelle ist wie ein intelligentes Wesen. Wir müssen diese Zellen erziehen und schulen, damit sie all das erkennen, was diese Welt ist und was in ihr vorgeht. Diese Welt und das Universum, unsere Gedanken und Gefühle sind nur ein einziges Atom des Unendlichen, das auf die Ebene des Bewußtseins projiziert wurde. Unsere Vernunft arbeitet innerhalb dieser engen Grenzen, die durch das Netzwerk des Bewußtseins vorgegeben sind und nicht darüber hinaus.

Es muß deshalb noch ein anderes Instrument geben, das uns darüber hinaus bringt. Nach Vivekananda ist dies die Inspiration. Aurobindo stellt es sich als supramentales (überbewußtes) Bewußtsein vor, das sich über unserem Geist befindet. Wir erreichen es nur, wenn wir die höheren Prinzipien erwecken können, den Übergeist (*supermind*), der verborgen in uns schläft. Der Übergeist ist dasselbe wie der unendliche göttliche Geist, das Da-Sein, Bewußt-Sein, Glückselig-Sein, das *sat-cit-ānanda* in schöpferischer Ausgeglichenheit. Buddha betont die Wichtigkeit von *bodhi* oder Erleuchtung. Zur Unterscheidung vom Wissen, das mit Hilfe der Sinne gewonnen wird, benutzen die Hindu-Denker die Bezeichnung *aparokṣa* für dieses direkte, nicht durch die Sinne vermittelte Wissen. Radhakrishnan bezeichnet es als Intuition. Intuition als unmittelbares und absolutes Erkennen der Wirklichkeit, wird auch von vielen westlichen Denkern, wie Platon, Descartes, Spinoza und Bergson anerkannt. Es ist schwierig, Intuition klar zu umreißen, weil sie jedem von uns zu nahe ist. Wir alle fühlen sie. Paramahansa Yogananda sagt, daß wir in der Intuition mit der Wirklichkeit verbunden sind, mit der Welt der Seligkeit, mit der Einheit in der Verschiedenheit, mit den inneren Gesetzen, die die geistige Welt regieren, mit Gott.

Diese Intuition ist absolut unmittelbar. Das Wissen vom Selbst ist ein Beispiel für intuitives Erfassen. Selbst-Verwirklichung ist nicht von der Existenz des Selbst zu trennen. Dies kann nicht bewiesen werden, da es die Grundlage allen Beweisens ist. Es ist das Licht, das weder Natur noch Menschheit ist, aber beide geschaffen hat. So sind Instinkt, Vernunft und Intuition die Werkzeuge des Wissens. Instinkt gehört zum Tier, Vernunft zum Menschen und Inspiration oder Intuition zum Gottmenschen. Den Keim aber findet man mehr oder weniger in allen menschlichen Wesen und eine Form entwickelt sich zur nächsten. Es ist die Vernunft, die sich zur Intuition entwickelt und so widerspricht die Intuition der Vernunft nicht, sondern vervollständigt sie. Dinge, die mit dem Verstand nicht erkennbar sind, werden durch Intuition erhellt und widersprechen nicht dem Verstand. Vivekananda drückt dies so aus: »Der alte Mensch ist kein Widerspruch zum Kind, sondern seine Vollendung.«

Intuitives Wissen ist aber nicht auf den begrenzten Bereich unseres kleinen Selbst beschränkt. Durch *sādhanā* kann es soweit ausgedehnt werden, bis es die ganze Wirklichkeit erfaßt. Es kann also auch die Intuition entwickelt werden. Jedermann besitzt Intuition, wie auch jedermann denken kann. Die menschliche Entwicklung wird beschleunigt, wenn man die Intuition mittels Konzentration entwickelt. Alles Wissen entspringt der inneren Quelle, der unbegrenzten Seele. Ein Leben reicht aber nicht aus, um alle wunderbaren Geheimnisse des Himmels und der Erde zu ergründen. Die allwissende Macht der Intuition zu gebrauchen, die Gott uns gegeben hat, ist der beste Weg, wirklich die Wahrheit zu erkennen. Wir können unsere Entwicklung beschleunigen, indem wir die Intensität unserer Konzentration steigern und uns so aus tierhaftem oder automatenhaft menschlichem Leben befreien. Die Intuition der menschlichen Rasse schnell zu entwickeln, gelingt aber nur mit Hilfe intuitiver Meditation und nicht durch endlose äußerliche Erziehung.

Die wissenschaftliche Methode des Kriya-Yoga ermöglicht intuitive Meditation. Dies ist Indiens unsterblicher Beitrag an die Welt, denn Kriya-Yoga ist ein Werkzeug par excellence, das die menschliche Entwicklung beschleunigt. Die Heiligen Indiens entdeckten, daß jeder körperliche Einfluß auf das Gehirn ein langsamer Vorgang ist, während die Beeinflussung des Körpers durch das Gehirn einen unmittelbaren Wandel bringt. So wirkt sich eine Methode, die die Lebenskraft durch die Wirbelsäule zum Gehirn sendet, unmittelbar auf die Entwicklung aus und beschleunigt sie. Wenn wir unseren Körper als Versuchslabor nehmen und systematisch experimentieren, so können wir die tiefe Bedeutung und Wirksamkeit des Kriya-Yoga erkennen.

Bald nachdem er begonnen hat, den wissenschaftlichen Kriya-Yoga auszuüben, nimmt der ernsthafte Schüler göttliches Licht, göttlichen Ton und göttliche Schwingung in seinem Körper wahr. Es ist dies die Erfahrung des erwachenden Überbewußtseins bzw. das Stadium der intuitiven Meditation. Wir suchen eine greifbare Gotteserfahrung. Aus dieser direkten Erfahrung heraus wird die Hingabe an Gott tiefer und wir spüren in unserem Innern die Gegenwart und Wirklichkeit des Höchsten

Herrn. Wenn wir diesen überbewußten Zustand die ganze Zeit aufrechterhalten können, führt uns dies rasch zum Stadium des kosmischen Bewußtseins.

Jedesmal, wenn wir Kriya unter der direkten Anleitung eines verwirklichten spirituellen Meisters ausüben, erfährt unser ganzes System eine tiefgreifende Wandlung. Unsere Denkkraft und geistige Aufnahmefähigkeit erweitern sich. Die Kriya-Technik erbringt ein vorausberechenbares Ergebnis, es entspricht der Intensität und Tiefe unserer Meditation. Sie beschleunigt, wie gesagt, höchst wirksam die Entwicklung und ist der Wesenskern und die wissenschaftliche Synthese aller Formen des Yoga, die in Indien gelehrt werden. Es ist nicht nur eine alte Wissenschaft, sondern eine tiefgreifende Lebensphilosophie, die – wenn sie gepflegt wird – bestens dafür geeignet ist, ein Leben der Menschlichkeit auf dieser Erde zu entwickeln und zu führen.

III. Die Wissenschaft des Kriya-Yoga

Die »Wissenschaft des Kriya-Yoga« schließt zwei wichtige Begriffe ein: »Wissenschaft« und »Yoga«. »Yoga« bezeichnet die Einheit der individuellen Seele mit der universellen Seele bzw. die Einheit von Mensch und Gott. Die allgemeine Bedeutung des Wortes *»yoga«* ist Einheit, Vereinigung. Aber im metaphysischen Sinne bezeichnet es die Erkenntnis, daß das Selbst und Brahman ein und dasselbe sind. Yoga zielt auf das Erkennen der alldurchdringenden Existenz Gottes ab. Der physische Körper des Menschen ist ein Teil der Natur. Die fünf Sinne des Menschen binden ihn an die äußere Welt, er wird von ihr gewissermaßen verzaubert und bleibt in sie verhaftet. Als Ergebnis davon verliert er das Gefühl für Gut und Böse.

Ähnlich der unglückseligen Vorliebe der Motte für das Feuer, ziehen uns die fünf Sinne zu den augenscheinlichen Reizen der Außenwelt und machen uns blind für all die Übel, die aus einer derartigen Bindung resultieren. Während man also unwiderstehlich in die Vergnügungen der Welt gezogen wird, verliert man alle moralischen und ethischen Werte und die negativen Neigungen gewinnen die Oberhand. Erst wenn die permanenten Reize durch die Sinne einmal zur Ruhe gebracht und das Bewußtsein auf Gott ausgerichtet worden ist, entwickelt sich der Mensch höher und höher bis er die tierische und die rationale Ebene überschreitet und seiner ihm innewohnenden Göttlichkeit gewahr wird.

Yoga ist auch die Wissenschaft von der Beherrschung des Geistes mit dem Ziel, die vollkommene Kontrolle aller Erscheinungsweisen des Bewußtseins zu erlangen. Dies geschieht in unterschiedlich starkem Maße in den verschiedenen Stufen des *samādhi*. *Samādhi* nennt man Höhepunkt der *dhyāna* oder Meditation, wenn das gesamte Bewußtsein zu einer einzigen Gedankenwelle wird.

Der klassische Yoga

Die geistige Lehre des Yoga ist sehr alt und immer noch eine der Hauptformen der *sādhanā*. Es ist ein eigenständiger Weg, durch den man das höchste Gut erreichen kann. Viele religiöse Gruppierungen berufen sich auf den Yoga. Dennoch ist er keine Lehre von Sekten, sondern von allgemeiner Gültigkeit, nur daß fast alle Sekten sich den Yoga bis zu einem gewissen Grade aneignen. Sein wesentlicher Vorzug besteht darin, daß er greifbare Religion ist, frei von allen Dogmen und Vorbedingungen. Dadurch steht er auch zu keiner Glaubensgemeinschaft oder Religion im Widerspruch. Seine Techniken sind wissenschaftlich fundiert und jeder Schritt gründet auf Erkenntnissen, die durch Erfahrung gewonnen wurden.

Die Begriffe »Yoga« und »Wissenschaft« sind nicht voneinander zu trennen, ebenso wie sich Religion und Wissenschaft notwendigerweise ergänzen. Der Wissenschaftler stellt sich die Kontrolle der physikalischen Kräfte zur Aufgabe, während sich der Yogi mit den geistigen Kräften befaßt. Ein Wissenschaftler ist ein unbewußter Yogi, dessen Geist mit der Außenwelt beschäftigt ist. Die Yoga-Philosophie gehört zu den sechs orthodoxen Philosophien des Hinduismus. Und sie ist mit keiner der zahllosen andern Philosophien in der Welt vergleichbar, denn im Gegensatz zu diesen ist Yoga vollkommen praktisch ausgerichtet. Sie ist eine exakte Erfahrungswissenschaft, die auf unveränderlichen Gesetzen der Natur aufbaut.

Praktische Erfahrung ist die Grundlage allen Wissens. Der Wissenschaftler macht Versuche und kommt zu Ergebnissen, die schnell anerkannt werden, wenn sie mit den praktischen Erkenntnissen der anderen Forscher übereinstimmen.

Die Wissenschaft des Kriya-Yoga bietet also der Menschheit eine praktische und auf Erfahrung beruhende Methode, die uns befähigt, die in den Schriften dargelegten Wahrheiten in ihrer Richtigkeit bestätigt zu finden. Da man Konzentration und Meditation durch das Üben des Kriya-Yoga erreicht, ist diese Technik geradezu dafür geschaffen, zum Erkennen der Wahrheit zu führen.

Kriya-Yoga ist aber auch die wissenschaftlich fundierteste Methode, um die Menschheit aus Unglück und vor endgültiger Zerstörung zu erretten. Er ist die Zusammenfassung der wesentlichen Grundlagen aller Yoga-Schulen, obwohl er mit keiner von ihnen verglichen werden kann.

Die Methoden der alten Rishis waren äußerst kompliziert. Und obwohl man durch sie Brahman erkennen konnte, machten sie den Yoga doch nur für wenige zugänglich. Die alten Yogis fasteten und übten noch andere Formen der Selbstkasteiung, die viele qualvolle Körperstellungen umfaßten und über Stunden hinweg ausgeführt werden mußten. Durch langes Anhalten des Atems und Verschließen der Nasenöffnungen traten gewöhnlich Beschwerden am Herzen und in der Lunge auf. Sie verzichteten auch auf alle familiären Bindungen und versuchten Gott in der Abgeschiedenheit zu erkennen. Somit waren diejenigen, die in der Familie lebten, automatisch von geistigen Übungen ausgeschlossen.

Im Gegensatz zu diesen Methoden ist Kriya-Yoga sehr einfach zu üben und verursacht keine Beschwerden. Er ist für die Menschen aller gesellschaftlichen Schichten geeignet, ohne jede Einschränkung durch das Alter.

Die verschiedenen Formen des Yoga

Das Wort *yoga* ist von der Sanskrit-Wurzel *yuj* abgeleitet, die »verbinden« bedeutet. Die Wissenschaft des Yoga lehrt eine Methode, wie man, durch die Kontrolle des Bewußtseins und seiner verschiedenen Erscheinungsformen, den individuellen Willen mit dem kosmischen Willen verschmilzt und dadurch Befreiung erreicht. Auf der körperlichen Ebene macht Yoga gesund und leistungsfähig, auf der geistigen verstärkt er die Konzentrationsfähigkeit, die Ausgeglichenheit und die innere Ruhe. Auf der spirituellen Ebene garantiert Yoga die Befreiung aus dem Kreislauf von Geburt und Tod und bietet ewige Seligkeit, Unsterblichkeit, Vollkommenheit und immerwährenden Frieden.

Das Ziel des Yoga ist nicht die Befreiung des einzelnen, sondern die Umwandlung der ganzen menschlichen Rasse. Er zielt darauf ab, das körperliche, geistige und spirituelle Leben der Menschheit mit göttlichem Wesen und Sein zu füllen. Yoga umfaßt viele verschiedene Methoden: *rājayoga, haṭhayoga, mantrayoga, layayoga* und *dhyānayoga.* Kriya-Yoga ist eine konzentrierte Zusammenfassung all dieser Yoga-Arten.

Hatha-Yoga ist die Vorstufe des Rāja-Yoga und beschäftigt sich mit der Kontrolle des Körpers durch *prānāyāma, āsanas, bandhas* und *mudrās*. Das Wort *haṭha* setzt sich aus den zwei Silben *ha* und *ṭha* zusammen. Es bedeutet die Vereinigung von Sonne und Mond bzw. von *prāṇa*- und *apāna-vāyu*. Hatha-Yoga ist untrennbar mit Rāja-Yoga verbunden, der auf die Kontrolle des Bewußtseins abzielt. Die Anhänger der verschiedenen Yoga-Arten beginnen ihre *sādhanā* von unterschiedlichen Ebenen aus, der Hatha-Yogi von der körperlichen, der Rāja-Yogi von der geistigen und der Jñāna-Yogi von der intellektuellen.

Das System des Hatha-Yoga umfaßt eine Reihe von Körperübungen, die darauf abzielen, den physischen Körper auf die Meditation vorzubereiten. Er wird dabei darauf eingestellt, größere Mengen kosmischer Energie aufzunehmen. Kriya-Yoga schließt die wirkungsvollste Technik des Hatha-Yoga, die als *mahāmudrā* bekannt ist, ein. Diese Technik schult den Körper, hilft die Schlangenkraft zu erwecken und fördert die Bemühung, Geist und Seele zu vereinen. Kriya-Yoga übernimmt so nur das Wesentliche des Hatha-Yoga und vermeidet alle Übungen, die sich nur auf den Körper beziehen.

Wir steigen auf eine höhere Ebene und gelangen zum Rāja-Yoga. Dieser zielt darauf ab, die Kontrolle über das Bewußtsein zu erlangen, es zu reinigen und alle Gedankenwellen zu glätten, d.h. die Bewegungen und Inhalte des Bewußtseins zur Ruhe zu bringen. Damit soll der Geist zur Konzentration und Meditation befähigt werden.

Die Wissenschaft des Rāja-Yoga, wie sie von Patañjali dargelegt wird, ist auch als *aṣṭāṅgayoga* bekannt, d.h. »der aus acht Stufen bestehende Yogaweg«. Diese acht Stufen sind: *Yama* (Selbstbeherrschung), *niyama* (Befolgung spiritueller Regeln), *āsana* (richtige Sitzhaltung), *prāṇāyāma* (Kontrolle des Atmens), *pratyāhāra* (Zurückziehen der Sinne von den Objekten), *dhāraṇā* (Konzentration), *dhyāna* (Meditation) und *samādhi* (überbewußter Zustand).

Yama ist verwandt mit Ethik und fordert: niemanden zu verletzen, wahrhaft und frei von Habsucht zu sein und sich in Gedanken, Worten und Taten zu mäßigen. *Niyama* umfaßt Reinheit (innere und äußere), Zufriedenheit (aus Genügsamkeit), Entsagung, Studium der Schriften und Hingabe an Gott. Befolgt man *yama* und *niyama*, so schenkt einem dies sowohl inneren Frieden und Losgelöstheit als auch Mitgefühl für alle Kreaturen. Der erfolgreiche Abschluß aller Stufen führt zum *nirvikalpasamādhi*, das, wenn es beständig geübt wird, die Befreiung bringt.

Raja-Yoga ist als der »königliche Weg« bezeichnet worden. Seine Methode ist die beste und umfassendste. Die wichtigste Technik dieser Wissenschaft ist *prāṇāyāma,* die Kontrolle der kosmischen Kraft insgesamt. Kriya-Yoga übernimmt diese Technik, ist sie doch die einfachste und wissenschaftlich fundierteste. Kriya-Yoga hat sich damit den Wesenskern des Raja-Yoga zu eigen gemacht und vermeidet all die anderen langatmigen Vorgehensweisen.

Der achtgliedrige Pfad, wie ihn der Weise Patañjali dargelegt hat, bietet eine Methode, der man als Yogi folgen kann, will man seinen spirituellen Fortschritt auf den Felsen von *yama* und *niyama* aufbauen. Viele gläubige Menschen geben sich damit zufrieden, einzig diesen Regeln zu folgen. Sie sind der Meinung, dies sei schon die ganze Spiritualität. Aber *yama* und *niyama* zu befolgen, erzeugt nur innere Befriedigung und ein gewisses Maß an gutem Karma. Es führt nicht zur Befreiung. Erst wenn man den *nirvikalpasamādhi* erreicht hat, ist das Ziel verwirklicht worden, und der Yogi braucht die Methode des *yama* und *niyama* nicht mehr anzuwenden. Ist das Ziel erreicht, wird der Pfad überflüssig.

Nach *yama* und *niyama* ist *āsana,* d.h. die korrekte Körperhaltung zu meistern. Durch Beherrschung von *āsana* gelangt man über das Körperbewußtsein hinaus und betritt die Sphäre des Geistes.

Der Übende hört auf, sich mit seiner sterblichen Hülle zu identifizieren und entwickelt sich höher. »Korrekte Körperhaltung« meint einen Körper, der frei ist von Ruhelosigkeit mit senkrecht aufgerichteter Wirbelsäule. Dies erlaubt es dem Bewußtsein, von den unteren Zentren in die höheren aufzusteigen und letztlich bis in das Gehirn zu gelangen.

Selbstbeherrschung sowie geistige und körperliche Ruhe erreicht man durch *yama, niyama* und *āsana.* Der Suchende vermag über Stunden in derselben Stellung zu sitzen. Durch *prāṇāyāma* ist er in der Lage, Herz- und Pulsschlag sowie die Lebenskraft und den Geist zu kontrollieren. Durch *pratyāhāra* zieht er dann sein Bewußtsein von der physischen Welt und seinen Sinnesorganen zurück. *Dhāraṇā* befähigt ihn, das so zurückgezogene Bewußtsein auf einen Punkt zu konzentrieren. In *dhyāna* hält diese Konzentration unvermindert und ohne Unterbrechung an, und der Übende gewinnt intuitiv eine Vorstellung von Gott. Letztlich erreicht er die vollständige Einheit mit Gott im *samādhi.*

In vergangenen Zeiten benutzen die Heiligen Indiens den *aṣṭāṅgayoga*. Durch die Beherrschung der acht Stufen befreiten sie sich aus Sinnestäuschung, Verblendung und Irrtum und erkannten dadurch die Wahrheit. Sie erkannten dieselbe Wahrheit, die auch die Gita enthält: »Yoga ist Gleichmut.« Dieser Yoga war ein Verfahren zur Selbsterkenntnis, eine Übung, die zur Seligkeit führte. Ebenso wie die wichtigsten Bestandteile der Milch sich abscheiden und an die Oberfläche steigen, sobald man Zitronensaft hineingießt, ebenso macht es die Anwendung dieser Technik möglich, die Welt zu transzendieren, während man in ihr lebt, und das Eins-Sein mit Gott zu erreichen.

Unter dem Namen Kriya-Yoga wurde der Wesenskern der Techniken des Yoga wieder zum Leben erweckt und in der Welt verbreitet.

Kriya-Yoga ist eine weiterentwickelte Form des Yoga, den Patanjali in seinen Yoga-Sutren beschreibt. Er basiert auf physiologischen, psychologischen, astrologischen und philosophischen Erkenntnissen und der unmittelbaren Erfahrung verwirklichter Meister. Der Körper ist wie ein Stück Land, das mit Hilfe des Kriya-Yoga bestellt wird, um Körper, Geist und Seele zu entwickeln. Wenn er von einem vollendeten Meister gelehrt und regelmäßig geübt wird, erlangt man die Kontrolle über Geist, Herz und Seele. Kriya-Yoga ist ein schrittweiser Entwicklungsprozeß, der es ermöglicht, den Gipfel der Selbst-Verwirklichung und damit ewige Seligkeit zu erreichen.

Karma-Yoga bezeichnet die Übung bei allem, was man tut, innerlich frei zu bleiben. Uneigennützigkeit ermöglicht Abstand und Gleichmut gegenüber den Ergebnissen des Handelns. Dies ist auch die wesentlichste Lehre der Gita. Karma-Yoga führt durch selbstloses Handeln zur Vereinigung mit Gott. Das menschliche Leben ist sehr wertvoll und sein Ziel ist die Selbst-Verwirklichung. Für den Tatmenschen zeigt Karma-Yoga einen Weg, wie er handeln soll, um diese zu erreichen. Jede Handlung ist spirituell, wenn der Beweggrund makellos ist. Arbeit ist Andacht. Der Dienst an der Menschheit ohne Ich-Bezogenheit und ohne Erwartung einer Gegenleistung ist Karma-Yoga. Kriya-Yoga fördert die Entwicklung dieser Haltung. Durch Üben des Kriya-Yoga erfährt der Mensch das Göttliche: Obwohl er handelt, nimmt er wahr, daß Gott der eigentliche und alleinige Handelnde ist. Demnach beinhaltet der Kriya-Yoga den Wesenskern des Karma-Yoga. Er kann in jeder Minute des Tages ausgeübt werden, und zwar bei allem, was man tut.

Der Atmungsvorgang ist für den Menschen lebenswichtig. Indem der Yogi diesen Vorgang bewußt erlebt, nimmt er wahr, daß alle Abläufe auf der grobstofflichen Ebene lediglich Erscheinungen der feinstofflichen Aktivität des *prāṇa* sind. Wird durch bindungsloses Handeln das Bewußtsein gereinigt, so wird dadurch wahres Wissen erlangt. Die Reinigung des Bewußtseins ist daher notwendige Bedingung. Die Gita lehrt, daß, wer seinen Geist durch Karma-Yoga reinigt, unmittelbares Wissen um das Selbst erreicht und daß dieses Wissen das Kernstück der Befreiung darstellt. Alles Handeln wandelt sich letztlich in Wissen um.

Der Jnana-Yoga lehrt, daß Gott überall und in allem ist. Er unterscheidet nicht zwischen dem Selbst und Gott. Wenn ein Jnana-Yogi die Wahrheit erkennt, so fühlt er, daß das Universum von Gott erfüllt ist, oben, unten, dazwischen. Er ist in allen Wesen und alle Wesen sind in ihm. Er ist Brahman, der eine Geist des Universums. Der Körper ist es, der ißt und trinkt, Freude und Schmerz erfährt. Er ist nicht der Körper, Er ist Es. Er ist der stille Beobachter in Gesundheit und Krankheit. Er ist Da-Sein, Bewußt-Sein, und Selig-Sein. Er ist der eigentliche Inhalt allen Wissens. Er ist ewig und unwandelbar. Wenn man den Kriya-Yoga übt, macht man diese unmittelbare göttliche Erfahrung in Form von Licht, Ton und Schwingung und man fängt an, im Gottesbewußtsein Wurzeln zu schlagen. Konzentration ist die Voraussetzung für alles Wissen. Es ist schwierig zu sagen, wo Konzentration endet und Meditation beginnt. Meditation folgt auf Konzentration. Konzentration bedeutet Kontrolle des Bewußtseins, Meditation hingegen, über das Bewußtsein hinauszugehen. Dhyana-Yoga ist die Grundlage aller Yoga-Arten. Auf das Fundament des Kriya-Yoga lassen sich Konzentration, Meditation und *samādhi* erfolgreich aufbauen. Das Wissen um das Selbst erwacht, wenn der *samādhi* erreicht ist. Nur daraus erfolgt wahre Hingabe an Gott.

Japa bezeichnet das Wiederholen eines Mantras oder eines der Namen Gottes. Mantra-Yoga ist die Vereinigung der verkörperten Seele mit der Gottheit, durch die hörbar oder nur innerlich gemurmelte Wiederholung ihres *bījamantra* (Wurzelklang). Dieser Klang erzeugt Schwingungen in der grobstofflichen und astralen Welt. Laya-Yoga strebt die vollkommene Absorption des Bewußtseins an. Im Kriya-Yoga gibt es eine Technik, die das Wesentlichste des Laya-Yoga in sich trägt. Das Bewußtsein geht auf in dem göttlichen Ton »Aum« *[om]*, dem kosmischen Klang der Schwingungen in uns.

Auch der *japayoga* ist Teil des Kriya-Yoga. Üben wir den Kriya-Yoga, so lernen wir, unsere Körperwahrnehmung abzuschalten und dadurch den körperlosen Zustand wahrzunehmen. In diesem Stadium hören wir göttlichen Ton. Da wir unser Mantra mit ihm vereinigen wollen, sagen wir es im Geiste vor uns hin und lauschen dabei dem göttlichen Ton. Dann beenden wir das Rezitieren, und der Ton wandelt sich um in das *iṣṭamantra*. Durch unsere innere Ruhe ist es uns danach möglich, auch während unserer Tätigkeit in der physischen Welt den Klang des Mantras zu vernehmen. Japa-Yoga wird als Technik beschrieben, bei der wir beständig Mantras im Geiste vor uns hinsagen. *Japa* im Kriya-Yoga geht dagegen weiter. Wir hören das Wort Gottes im göttlichen Ton und bleiben darin vertieft.

Kriya-Yoga

Der Unterschied zwischen Kriya-Yoga und vielen traditionellen Yoga-Methoden entspricht in etwa dem zwischen den Therapiemaßnahmen eines modernen, qualifizierten Arztes und den Verschreibungen eines mittelalterlichen Doktors der Medizin. Strenge Beschränkungen und schmerzhafte Übungen, die viele traditionelle Yoga-Methoden fordern, fehlen beim Kriya-Yoga vollkommen. Die wissenschaftlich begründete Technik des Kriya-Yoga, wie er vom Karar-Ashram in Puri und den damit verbundenen Ashrams und Zentren gelehrt wird, ist, wie wir schon gehört haben, sehr einfach und leicht erlernbar. Er vermeidet all die herkömmlichen schmerzhaften Übungen. Diese spirituelle Praxis, wie sie von Lahiri Mahasaya gelehrt wurde, ist insbesondere für die Menschen geeignet, die ihren weltlichen Pflichten nachgehen. Die einfache und leichte Atemregulierung stellt das innere Gleichgewicht wieder her und ebnet den Weg zur Befreiung. Aber um Kriya-Yoga auszuüben, bedarf es der Führung durch einen selbstverwirklichten Guru. Der im Verlauf der Übung vermehrt eingeatmete Sauerstoff reinigt den Organismus und regt ihn an. Die Übung stärkt und verjüngt den Körper und verleiht dem Geist Klarheit, Geduld und Erinnerungsvermögen. Sie reinigt Körper, Gemüt, Verstand und Leben gleichermaßen. Einschränkungen in der Ernährung sind nicht notwendig. Ernsthaftes Üben des Kriya befähigt uns, die Berührungswahrnehmung, die Tonschwingung und den Lichtblitz der Göttlichkeit innerhalb des eigenen Körpers wahrzunehmen und hilft uns, den Geist zum supramentalen Bewußtsein zu erheben. Kriya-Yoga ist weder gleich Japa-Yoga, noch muß man den Atem lange anhalten. Kriya-Yoga ist einfach auszuführen und gewissermaßen eine Schnellstraße für alle Religionen, d.h. der schnellste Weg zum Erfolg. Das Ergebnis kann mit mathematischer Genauigkeit vorausberechnet werden. Kriya-Yoga ist eine leichte, einfache und sichere Methode.

Kriya-Yoga kann ohne Rücksicht auf Stand, Glaube und Geschlecht geübt werden, sobald ein Kind – Junge oder Mädchen – älter als 13 Jahre ist. Selbst jemand über 75 kann noch großen Nutzen daraus ziehen. Kriya-Yoga ermöglicht es, ein gesundes Gedächtnis, einen scharfen Verstand und eine schnelle Auffassungsgabe zu entwickeln.

So bringt Kriya-Yoga die Botschaft der Hoffnung dem Hoffnungslosen, der Freude dem Freudlosen, der Stärke dem Schwachen, des Begreifens dem Dummen, des Friedens dem Untröstlichen, der Kraft und des Könnens dem Ermüdeten und allen Menschen die Botschaft der Erlösung. Stellen sich diese Vorteile und göttlichen Kräfte nicht ein, nachdem man einige Zeit Kriya-Yoga praktiziert hat, so kann man sicher sein, daß man die Technik nicht richtig praktiziert.

Kriyāyoga ist ein Sanskrit-Begriff, eine Verbindung der Wortwurzeln *kriya* und *yoga*. Das Wort *kriyā* setzt sich aus zwei Silben zusammen, *kri* und *yā*. *Kri* bezeichnet das sich Widmen der täglichen Arbeit und *yā* bedeutet, beständig die Aufmerksamkeit auf den unsichtbaren Gott zu richten, der in uns anwesend ist und unser Handeln leitet und vollbringt. Folglich bedeutet *kriyā*, das tägliche Leben zu leben, wie unser Gehirn es bestimmt und gleichzeitig den unsichtbaren Gott zu beachten, der unser Gehirn zum Handeln veranlaßt. Ohne das unsichtbare Wesen kann das Gehirn nicht funktionieren. Ein toter Mensch vermag nicht zu denken, fehlt doch die unsichtbare Seele. Deshalb ist es notwendig, uns daran zu erinnern, daß alles und jeder Gedanke aus der unsichtbaren Seele entspringt. Wenn wir schließlich wahrnehmen, daß das uns innewohnende Selbst der alleinige Handelnde ist, dann ist die Selbst-Verwirklichung erreicht.

Das zweite Wort *yoga* bedeutet wörtlich die Einheit des sichtbaren Körpers mit dem unsichtbaren. Diese Einheit ist in jedem von uns beständig gegenwärtig. Niemand vermag den unsichtbaren Körper vom sichtbaren zu trennen. Der unsichtbare Körper ist nichts anderes als die lebendige Seele, die durch die Augen sieht, durch die Ohren hört, durch die Nase riecht und atmet, durch den Mund spricht, mit den Beinen geht und mit Hilfe des Körpers alles mögliche andere vollbringt. Der unsichtbare Körper ist das Wichtigste, bestimmt er doch das Wollen. Allerdings vermag der unsichtbare Körper ohne den sichtbaren in der materiellen Welt weder zu handeln, noch sonstwie tätig zu werden.

Hier taucht die Frage auf, weshalb wir den unsichtbaren Körper, den lebenden Gott also, der ja beständig in uns ist, nicht in allem, was wir tun, wahrnehmen? Die Antwort darauf ist, daß der unsichtbare Körper im Dschungel der Materie versteckt ist. Mit Hilfe des Kriya-Yoga ist es uns möglich, einen Weg durch diesen Dschungel zu bahnen und das Ödland in unserer Wirbelsäule zu kultivieren. Dann erwacht die schlafende Schlangenkraft, die *kuṇḍalinī*, und wir erkennen die ewige Gegenwart des lebenden, aber unsichtbaren Gottes, der durch alle unser Handlungen tätig wird.

Durch seine nach außen gerichtete Natur verleitet uns der unsichtbare Körper zu einem materiellen Bewußtsein, das sich aus den Wahrnehmungen, die uns die fünf Sinnes-Telefone (Augen, Ohren, Nase, Haut und Mund) vermitteln und das sich aus Gemüt, Verstand und Ich-Bezogenheit zusammensetzt. Diese sind unsere Feinde. Immer wieder ziehen sie uns in den Treibsand der Täuschung, der Verblendung und des Irrtums hinab, so daß wir Gott in uns nicht mehr wahrnehmen. Schulen wir aber unser Überbewußtsein und unsere Aufmerksamkeit mit Hilfe des echten Kriya-Yoga, dann erkennen wir, daß der sichtbare Körper nur eine Produktion des unsichtbaren darstellt.

Für gewöhnlich glaubt der Mensch nicht an Gott. Und wenn er glaubt, so ist er dennoch von Zweifeln erfüllt. Er bleibt weiterhin an die materielle Welt gebunden. Es ist praktisch unmöglich, ihm letztlich den Glauben zu vermitteln, daß Gott sein gesamtes Dasein belebt, indem Er beständig in ihm ist.

Gehen wir in eine Kinovorstellung, so sehen wir als erstes Licht auf der Leinwand und dann in diesem Licht das Bild. Die Bilder unterhalten und fesseln uns, obwohl die Geschichte, die wir sehen, nicht wahr ist. Auf den Filmvorführer, der im Vorführraum sitzt, achten wir gar nicht. Dem vergleichbar sind wir alle in den irdischen Film unseres Lebens vertieft. Die Gegenwart des wirklich Handelnden bleibt uns verborgen. Er ist der wahre unsichtbare Gott in jedem Menschen.

Konzentration und Verfeinerung der Lebenskraft

Der menschliche Geist ist ruhelos und führt uns in Täuschung, Verblendung und Irrtum. Wenn es uns aber gelingt, mit Hilfe des Kriya-Yoga die fünf Sinnes-Telefone nach innen zu wenden, wird uns eine nadelspitzenfeine Konzentration möglich. Sind das Gemüt, der Verstand und die Gedanken dann unter Kontrolle, so kann man Überbewußtsein und kosmisches Bewußtsein erreichen.

Kriya-Yoga basiert auf natürlicher Atmung, ohne anstrengendes Atemanhalten oder Zuhalten der Nase. Ein Kriya-Yogi braucht nicht die vielen *āsanas* oder Körperübungen auszuführen.

Normalerweise macht jeder Mensch achtzehn normale Atemzüge in der Minute. Während des Geschlechtsaktes beschleunigt sich die Atmung und steigert sich auf vierundzwanzig bis dreißig Atemzüge je Minute. Auch das Herz schlägt schneller. Ärgern wir uns, atmen wir noch schneller, dreißig bis vierzig Atemzüge, was gefährlich ist. Herzversagen als Folge äußerst extremer Wutanfälle ist durchaus möglich. Vom Elefanten sagt man, daß er nur zehnmal in der Minute atmet und deshalb so lange lebt. Krokodile und Schildkröten machen vier Atemzüge in der Minute und man weiß, daß sie über hundert Jahre leben. Durch Kriya-Yoga können wir jedoch nicht nur unsere Lebensdauer verlängern, sondern auch unsere Gesundheit und einen regen Geist bewahren. Während wir schlafen, atmen wir nur zehn bis zwölfmal in der Minute; die Folge davon ist vollkommene Ruhe von Körper und Geist, und zwar weil wir unser Körpergefühl total vergessen und still werden. Ein schlafender Mensch ist fast ein Yogi, das heißt, er hat kein Körperbewußtsein mehr. Andererseits hat er aber noch kein Überbewußtsein erreicht.

Praktiziert ein Mensch nun die Atemtechnik des Kriya-Yoga – tief, langsam und entspannt wie im Schlaf – dann wird sein Geist mit Sicherheit ruhig werden. Er wird in sein Zentrum eintreten und die Göttlichkeit in sich selbst wahrnehmen.

Während der Kriya atmen wir tief, und so gelangt genügend Sauerstoff in Lunge, Herz und Gehirn. Sauerstoff ist Nahrung für das Gehirn, das heißt, die geistige Leistungsfähigkeit, das unmittelbare Verstehen und Wissen und die schnelle Aufnahmefähigkeit werden gesteigert.

Der Sauerstoff reinigt das unsaubere Blut und das gereinigte Blut transportiert Hämoglobin. In jedem Menschen findet man mehr als 72 Billionen Gefäße und feine Zell- und Muskelgewebe. Das Hämoglobin kreist beständig durch die Blutgefäße. Das Blut besteht aus zahlreichen Chemikalien: Kalium, Natrium, Magnesium, Zink, Phosphor, Kupfer, Schwefel usw. Diese Chemikalien fließen in aufgelöstem Zustand durch den ganzen Körper. Das Wort »Globin« bedeutet Protein (einfacher Eiweißkörper) in aufgelöster Form. Albumin, Globulin und Fibrinogen sind die drei Proteine, welche durch die Blutgefäße rinnen und dem Körper Gesundheit und Spannkraft geben.

Kriya-Yoga ist die Verbindung der drei Hauptarten des Yoga: *karman, jñāna* und *bhakti.* Bhakti-Yoga ist der Name für den Yoga der göttlichen Liebe. Wenn nach Gebet oder Kulthandlung, Andacht oder Meditation der Mensch keine göttliche Liebe fühlt, so war es kein wahres Gebet oder keine wahre Meditation. Natürlich ist es schwer, göttliche Liebe zu entwickeln. Aber mit Hilfe der Führung durch einen verwirklichten Lehrmeister oder Guru und mittels der Übung des Kriya-Yoga kann Bhakti erreicht werden. Hat ein Mensch keinen Appetit, so sollte er einen Arzt aufsuchen, sich etwas verschreiben lassen und seine Medizin einnehmen, um wieder Appetit zu bekommen. Beschränkt er sich jedoch darauf, die Beschreibung zu lesen, sie auswendig zu lernen und laut herzusagen, so kann er dies tausendmal tun und hat dennoch keinen Nutzen davon. Wir erlangen auch keine Gottes-Erkenntnis, wenn wir Lektionen oder religiöse Bücher lesen und Kirchen, Tempel oder Moscheen besuchen. Der Kranke muß die Anweisungen des Arztes befolgen, Medizin besorgen und sie der Verschreibung entsprechend einnehmen, dann ist Heilung möglich. Ebenso werden wir auch äußerste Stille – und das bedeutet Göttlichkeit – erfahren, wenn wir dem spirituellen Führer 100%ig folgen. Durch diese Ruhe erreichen wir Gott im Kreuzungspunkt in unserem Gehirn, wo das Licht Gottes und das Licht des Christus-Bewußtseines beständig leuchtet. Dazu ist Zurückgezogenheit nötig; sie ist der Preis für Größe.

In der Dunkelheit fällt es uns schwer, unseren Weg zu finden. Tragen wir aber ein Licht in der Hand, gelangen wir überall ohne Schwierigkeiten hin. In gleicher Weise gelingt uns auch fortwährend, kosmisches Bewußtsein in uns wahrzunehmen, wenn wir ständig in uns das göttliche Licht sehen. Ist die Batterie eines Autos entladen, so müssen wir sie nur wieder aufladen, um auch kurvenreiche Straßen in der Nacht wieder sicher befahren zu können. Ebenso erfahren wir den ganzen Tag die Gegenwart Gottes in uns und wie seine Kraft uns bei allem leitet, was wir tun, wenn wir jeden Morgen die ausgebrauchte Batterie unseres Organismus mit Hilfe der Technik des Kriya-Yoga wieder aufladen.

Religionen zeigen uns einen Weg zur Erlösung. Die einen sagen, man müsse laut und gemeinsam beten, andere hingegen meinen, man müsse Blumen und Früchte darbringen, Mantren rezitieren und Hymnen singen, um Gott zu erkennen. Wieder andere behaupten, nur durch Wiederholen der Namen von *rāma, kṛṣṇa* und *śiva* würde man befreit. Das Lehrgebäude des Kriya-Yoga, wie er von *Babaji, Lahiri Mahasaya, Sri Yukteswar* und *Paramahansa Yogananda* in Indien gelehrt wurde, zielt nicht nur auf Erlösung oder Selbst-Verwirklichung ab, sondern entwickelt gleichermaßen Körper, Gemüt, Verstand und Seele.

Wir befinden uns im wissenschaftlichen Zeitalter und gebildete Menschen akzeptieren keine fanatischen Ideen, orthodoxe Ansichten, dogmatische Behauptungen, blinden Glauben oder religiöse Spielereien. Sie haben Sehnsucht danach, Gott zu erkennen, aber sie möchten nicht die Räder eines Ochsenkarrens an einem Automobil befestigen. Dementsprechend werden die Verhaltensregeln einer Religion, die in früheren Zeiten galten, den Menschen des 20. Jahrhunderts nicht befriedigen. Die Wissenschaft strebt den Erwerb höchsten Wissens an und damit letztlich kosmisches Bewußtsein. Die Kriya-Yoga-Technik mit ihrem tiefen und gleichmäßigen Atmen läßt uns Gott in Hypophyse und Fontanelle wahrnehmen. Wenn wir uns exakt auf diese Stellen konzentrieren, empfinden wir dort eine Schwere, die Berührung Gottes. Es ist wie bei Barzahlung: jeder Atemzug vermittelt uns umgehend dieses Gefühl der Schwere oben auf dem Kopf. Außerdem wird die körperliche, geistige und spirituelle Entwicklung gefördert, wenn wir durch tiefes Atmen mehr Sauerstoff aufnehmen.

Es ist notwendig, die Sinne vom Körper zurückzuziehen, um dadurch Gottes-Bewußtsein oder kosmisches Bewußtsein zu erlangen. Wenn wir laut in Moscheen, Tempeln und Kirchen beten, richten wir unsere Aufmerksamkeit auf unsere Worte oder die Melodie des Liedes, das wir singen, und es gelingt uns dadurch nicht, unsere Sinne von der materiellen Welt zurückzuziehen. Kriya hingegen ist eine wirksame Technik, die jedem, der sie ausübt, ungeachtet seines Standes, seines Glaubens oder seiner Hautfarbe, umgehend äußerste Ruhe gibt. Ruhig zu werden und in das Zentrum des Bewußtseins zu gelangen, gehört zu den Zielen jeder Religion.

Viele Menschen lassen sich von einem Astrologen ihr Horoskop erstellen, denn es ist eine Schwäche der menschlichen Natur, die Zukunft erforschen zu wollen. Kriya-Yoga befreit uns Stück für Stück von den Einflüssen der Sterne und Planeten, die sich in den sechs Rückenmarkszentren befinden. In aufsteigender Reihenfolge entsprechen die Zentren vom Steißbein bis zum verlängerten Mark den ersten sechs Monaten (Sommerhalbjahr), in absteigender Reihenfolge, vom verlängerten Mark bis zum Steißbein, ergibt sich das Winterhalbjahr mit den sechs folgenden Monaten des Jahres. In diesen sechs Nerven-Zentren liegen die Tierkreiszeichen mit den neun Planeten und siebenundzwanzig Sternen. Jedem, der Kriya-Yoga ausübt und hingebungsvoll zu Gott betet, er möge mit der Ein- und Ausatmung die Wirbelsäule hinauf und wieder heruntergehen, ist es möglich, die schlechten Einflüsse der Sterne und Planeten zu zerstören. Die göttliche Gnade wird dann sicherlich ihre Wirkung auf seine sechs Zentren nicht verfehlen, seine Schwierigkeiten beseitigen und ihm umfassende Weiterentwicklung ermöglichen. Ruhelosigkeit entspricht der Natur des Geistes. Um den Geist zu bezähmen, ist tiefes Atmen erforderlich. Deshalb kann, wer Kriya-Yoga praktiziert, ohne weiteres in kurzer Zeit feststellen, daß sich sein Bewußtsein in kosmisches Bewußtsein umwandelt, er dadurch übermenschliche Wahrnehmungen macht und letztlich auf die göttliche Ebene gelangt. Ein Mensch, der sich nicht um seine Befreiung oder um Selbst-Verwirklichung bemüht, ist vielen Schwierigkeiten, Sorgen, Ängsten, Fallen und Hindernissen ausgesetzt. Diese Gefahren und Schwierigkeiten veranlassen den Geist, sich Gott zuzuwenden. Aber allein durch Beten gelangt man nicht zu Gott.

Wartet nicht bis morgen! Die unmittelbare Gegenwart ist die Zeit, Gott zu erreichen, das heißt, daß Er in uns und in allem um uns immer anwesend ist. Wir sollten fühlen, daß Gott durch unsere Nase atmet und wir nur deshalb lebendig sind. Die Atmung ist der lebende Gott in jedem Menschen, denn endet sie einmal, so gibt es auch kein Leben mehr. Dieser Atem ist Gott. Wir sind ihm zu Dank verpflichtet, daß er ständig durch uns atmet, uns am Leben erhält und uns die Möglichkeit gibt, ihn zu erkennen. Niemand weiß, wann die Stunde seines Todes schlägt. Die Zeit kann knapp sein. Darum ist es klug, Kriya-Yoga zu üben und zu lernen, seine Aufmerksamkeit ständig auf eine natürliche Atmung zu richten, die nichts anderes ist als Gott selbst. Um diese beständige Aufmerksamkeit beizubehalten, muß man meditieren, meditieren und nochmals meditieren.

Die Kriya-Yoga-Technik befähigt uns, bei allem was wir tun, auf Gott zu achten. Je mehr wir dies üben, um so deutlicher erkennen wir, daß Gott uns zu unseren Tätigkeiten veranlaßt, und es wird uns möglich, die ganze Zeit hindurch in diesem Zustand zu verbleiben. Kriya-Yoga befähigt uns, ruhig zu handeln und in Ruhe tätig zu sein. Wenn wir bei unseren alltäglichen Verrichtungen immer an Gott denken, so können wir in einem Zustand fortwährenden Selbst-Bewußtseins verbleiben und wir werden von unaufhörlicher Freude erfüllt. Durch Kriya-Yoga können wir uns für immer im Unendlichen verankern und Gottes Gegenwart vor, während und nach jeder Handlung fühlen.

Wir haben bereits gehört, daß das Wort *»kriyā«* von der Sanskrit-Wurzel *»kṛ«* abgeleitet ist, die »tun, handeln« bedeutet. Wir haben unsere Pflicht zu erfüllen und alle erforderlichen Verrichtungen auszuführen. *»Yā«* bezeichnet den Handelnden, die unsichtbare, feinstoffliche Kraft in uns. Bei allem was wir tun, in jeder Verfassung, müssen wir diese Kraft erkennen. Was immer ein Mensch denkt oder tut, diese Kraft ist der Ausgangspunkt. Die Schriften sagen, Yoga sei die Vereinigung der verkörperten Seele mit dem Selbst. Das bedeutet, der einzelne ist mit dieser alleserfüllenden kosmischen Kraft vereint. Diese göttliche Kraft und die Verbindung zu ihr ist immer gegenwärtig. Ist diese Einheit nicht mehr vorhanden, bedeutet dies den Tod. Da wir jedoch in Sinnestäuschung, Verblendung und Irrtum gefangen sind, erkennen wir diese Einheit nicht. Mit Hilfe der Kriya-Yoga-Technik lernen wir, dies wahrzunehmen und frei zu werden, während wir noch im Körper leben – als ein *jīvanmukta.*

Die Kriya-Yoga-Technik hält sich an die Methode von Patanjali. Es ist dabei weder erforderlich, auf das Familienleben zu verzichten und in den Wald zu gehen, noch muß man seine Eßgewohnheiten ändern. Es müssen auch keine körperlichen Leiden erduldet werden. Die meisten Menschen haben die falsche Vorstellung, Yoga verlange körperliche Höchstleistungen oder extreme Atemkontrolle usw. Aber Yoga und speziell Kriya-Yoga ist anders. Es gibt verschiedene Phasen des Kriya-Yoga. In der ersten Phase beruhigt sich der ruhelose und unbeständige Geist und wendet sich dem Göttlichen zu.

Durch das Üben des Kriya-Yoga erreichen wir ein neues Maß an Glückseligkeit, Wachheit und Selbst-Verwirklichung, was uns befähigt, im Gleichklang mit dem höchsten Sein zu leben. Wir fühlen die Gegenwart Gottes und erkennen Ihn in jedem Gegenstand, in jedem Gedanken und in jeder Empfindung. Haben wir einmal Selbst-Verwirklichung erlangt, so werden wir verstehen, daß Kriya-Yoga das Beste ist, was Indien der Welt jemals gegeben hat, weil es damit die wissenschaftlich fundierteste und einfachste Technik zur Befreiung anbietet.

Ein rostiger Draht wird mit Energie geladen, wenn er an den elektrischen Strom angeschlossen ist. Ebenso verschwindet in Sekundenschnelle die Unwissenheit und göttliches Licht erleuchtet unser Leben, sobald unser nach außen gerichtetes menschliches Bewußtsein mit Weisheit, Kenntnissen und höchstem Wissen erfüllt wird. Der wissenschaftlich fundierte Weg, das körperliche Bewußtsein in göttliches Bewußtsein umzuwandeln, das ist der Kriya-Yoga.

Um Brahman zu erkennen, muß man zu Brahman werden. Die Schriften sagen, daß man zu Gott werden muß, um Gott anzubeten. Erkenntnis ist nur möglich, wenn man die menschliche Begrenztheit überschreite und sich im Göttlichen verankert. So wie man den Radiosender wechselt, um etwas anderes zu hören, so kann man auch vom menschlichen Bewußtsein auf das göttliche Bewußtsein umschalten. Solange die nach außen drängende Natur des Bewußtseins nicht beherrscht und nach innen zurückgezogen wird, ist Konzentration zur Selbst-Verwirklichung nicht möglich. Nur durch Konzentration des Bewußtseines wird die Allgegenwart Gottes erkannt und das höchste Ziel des Lebens erfüllt sich. Dann erfaßt jeder die Wahrheit, die die Gita, die Upanishaden und die anderen Schriften lehren.

In seinen Yoga-Aphorismen sagt Paṭanjali: »Selbst-Bemeisterung, Selbststudium und Übergeben aller Früchte des Handelns an Gott, wird Kriya-Yoga genannt.« Mit anderen Worten: Kriya-Yoga heißt »Handeln um Yoga«, d.h. Einheit zu erreichen. Es besteht aus vielen Vorstufen, und sein Ziel, die Einheit, ist der *samādhi*. Die Kontrolle des Körpers (Selbstbemeisterung) heißt *tapas*. Wahres *tapas* ist Atmung, durch die die Gedankenwellen beruhigt werden. Wiederholtes Studium der Schriften wird *svādhyāya* genannt, aber die wahre Bedeutung dieses Wortes liegt im Studium des Selbst, was zur Selbst-Verwirklichung führt. Und Anbetung Gottes heißt, ihn überall wahrzunehmen, innen und außen.

Um ein anderes Bild zu gebrauchen: Die Sinnesorgane kann man mit Pferden vergleichen, das Bewußtsein mit den Zügeln, den Verstand mit dem Kutscher und das Selbst mit dem Fahrgast. Der Körper ist der Wagen. Wenn die Pferde nicht unter Kontrolle sind, besteht Gefahr. Werden die Sinne aber mit Hilfe des Bewußtseins beherrscht, erreicht der Wagen, d.h. der Mensch, das Ziel, d.h. Yoga.

Man bohrt ein Loch in die Erde, senkt ein Rohr hinunter und verbindet es mit einer Pumpe. Damit fördert man Tausende von Litern Wasser bis zu einer Höhe von mehr als hundert Metern und macht es für die Allgemeinheit nutzbar. Dem ähnlich zieht die Kriya-Yoga-Technik die schlummernde kosmische Energie vom Steißbeinzentrum durch die Wirbelsäule nach oben in das Gehirn und vermittelt die Erkenntnis des Göttlichen. So wird das weltliche Bewußtsein eines Menschen leicht in göttliches Bewußtsein verwandelt.

Um es noch einmal deutlich zu sagen: Nicht durch Studium der Schriften, sondern durch spirituelle Übung unter der unmittelbaren Anleitung eines Lehrers erkennt man das Selbst. Kriya-Yoga verkürzt wesentlich die Zeit, die zur Befreiung erforderlich ist, und ermöglicht es, diese im Verlaufe eines Lebens zu erreichen. Dafür reinigen seine Übungen den Körper und halten ihn gesund. Wie das Licht die Dunkelheit vertreibt, so verschwindet durch das Üben des Kriya-Yoga die Unwissenheit, und das Licht der Weisheit erstrahlt. Mit dem Erlangen von Weisheit schreitet man vorwärts zur nächsten Stufe, d.h. zur Einheit mit Brahman. In diesem Stadium überströmt uns göttlicher Segen und das göttliche Spiel, d.h. *līlā* wird offenbar.

Wer das Selbst kennt, wird zum Selbst, wer Brahman kennt, wird Brahman. Erkennt man das Selbst, sind alle göttlichen Eigenschaften erreicht und die Erscheinungsformen Gottes zeigen sich. Wie ein Stück Holz, das mit Feuer in Berührung kommt, dessen Eigenschaft annimmt, so gewinnt der Übende durch seine Vereinigung mit Brahman die Eigenschaften und Kraft des Brahman, geht über alles hinaus und erlangt höchste Glückseligkeit. Materielle Kräfte sind nichts im Vergleich zu dieser göttlichen Erkenntnis. Verglichen mit der Wissenschaft der Selbst-Verwirklichung, sind alle anderen Wissenschaften wie hilflose, unwissende Kinder.

Wie die Forschungsergebnisse der Naturwissenschaften, kann man auch die vorteilhaften Auswirkungen des Kriya-Yoga im alltäglichen Leben erproben und überprüfen: So wie ein Mensch einen Schlag bekommt, wenn er eine stromführende elektrische Leitung berührt, so wird er durch das Üben des Kriya-Yoga in sich selbst göttliches Licht, göttlichen Ton und göttliche Schwingung wahrnehmen. Eine solche augenblickliche und unmittelbare Erfahrung vertieft die Liebe zu Gott, und seine lebendige Gegenwart wird im Inneren ebenso gefühlt wie außerhalb. Durch beständiges Meditieren findet die Aufgabe des menschlichen Lebens ihre Erfüllung.

Auch kann man durch Kriya-Yoga den Wesenskern der Lehren des *Vedānta* erkennen. Für alle Arten des Yoga und der *sādhanā* ist es das höchste Ziel, daß sich der Übende nach innen wendet. Die Kriya-Yoga-Technik beschleunigt diesen Prozeß. Durch andere Techniken der Yoga-Sadhana ist die Erweckung der Schlangenkraft oder *kuṇḍalinīśakti* und das Erlangen eines ausgeglichenen Yoga-Bewußtseins nicht so einfach. Kriya-Yoga ermöglicht dies in sehr kurzer Zeit und erlaubt dem *sādhaka* im göttlichen Bewußtsein zu verweilen. Ist die Schlangenkraft erweckt, gewinnt der Gottsucher außergewöhnliche, aber greifbare Wahrnehmungen. Er sieht göttliches Licht, hört kosmischen Ton und fühlt göttliche Schwingung in Wirbelsäule und Gehirn. Durch den Lehrer oder Guru macht der Schüler des Kriya-Yoga schon bei der Einweihung solche Erfahrungen.

Die Kriya-Yoga-Technik ist höchst wirkungsvoll und die Ergebnisse treten mit 100%iger Sicherheit ein. Ein äußerst wichtiges Organ der Lebensvorgänge im Menschen ist das Rückenmark, und der Rückenmarkskanal, *suṣumnā* genannt, spielt im Kriya-Yoga eine wichtige Rolle. Das Rückenmark ist der göttliche Verbindungsgang, durch den die Schlangenkraft nach oben steigt, um in die göttliche Höhle, die Fontanelle, zu gelangen. Der göttliche Energiestrom, der in der Sushumna zwischen Steißbeinzentrum und Fontanelle aufwärts und abwärts fließt, erzeugt innerhalb der Wirbelsäule ein Magnetfeld, das alle äußeren und nach außen gerichteten Eigenschaften des Menschen bindet und ihn mit göttlicher Ruhe erfüllt. In uns sind zwei verschiedene Kräfte wirksam, eine zentrifugale und eine zentripetale. Die zentrifugale Kraft, die uns beständig hin zu äußeren Dingen zieht, wird gebändigt, nach innen gewendet und führt uns zum *samādhi* oder kosmischen Bewußtsein. Wie empfänglich für äußerliche Dinge ein Mensch auch sein mag, Kriya-Yoga wird seine nach außen gerichteten Kräfte nach innen wenden und wird seinen Weg der *sādhanā* erleichtern und zum Erfolg führen. Selbst inmitten der weltlichen Sorgen und Schwierigkeiten wird Gott beständig gegenwärtig sein, wie auch bei Lahiri Mahasaya, dem Vater des Kriya-Yoga. Man wird frei von allen weltlichen Bindungen.

Es gibt keine Ernährungsbeschränkung, außer, daß man sich nicht dem Alkohol oder anderen berauschenden Dingen hingeben sollte, da dies dem Nervensystem und der Gesundheit schadet. Zum Kriya-Yoga gehört eine sehr wirkungsvolle Körperübung, die sich direkt auf das Verdauungssystem auswirkt und diesem die Nährstoffaufnahme erleichtert. Übt man den Kriya-Yoga, so wird die innere und äußere Reinigung zu einer natürlichen Betätigung. Wer ständig gottesbewußt ist, ist immer rein. Gott wohnt in jedem Menschen. Wenn wir ihn in unserem ganzen Organismus suchen, kann unser Bewußtsein nicht mehr durch äußere Pracht und Herrlichkeit angezogen werden.

Ein wichtiger Teil der Technik des Kriya-Yoga entwickelt diejenigen umfassend, die diesen praktizieren. Bei korrekter Ausführung gibt diese wertvolle Technik den wichtigsten Drüsen die Anregung, die zur körperlichen Gesundheit notwendig ist: Beim Üben dieser Technik gibt man Druck auf die Leber. Die Ausschüttung von Verdauungssäften wird gesteigert, dadurch die Nahrung besser verdaut und Verstopfung verhindert. Der Druck auf die Nebennieren erzeugt Adrenalin, man stärkt das Herz und verhindert Magenbeschwerden. Durch Druck auf die Bauchspeicheldrüse wird Insulin ausgeschüttet und der Diabetes vorgebeugt. Auch Beschwerden im Zwölffingerdarm werden durch diese Übung zum Verschwinden gebracht. Mit dieser Technik gibt man auch Druck auf die Nieren und vermeidet dadurch Harnprobleme. Durch Druck auf den aufsteigenden, den absteigenden und querlaufenden Darm, auf Sigmaschlinge und Mastdarm, werden diese massiert und zur Tätigkeit angeregt. Auch auf die Sexualorgane wird Druck ausgeübt und so Impotenz verhindert. Die Hoden erzeugen verschiedene Hormone, die dem Manne Energie und Tatkraft verleihen. Sie machen den Mann stark, mutig, potent und ausdauernd und seinen Samen kraftvoll und gesund. Auf diese Weise ist er imstande, gesunde Kinder zu zeugen.

Auch im Körper der Frau gibt es verschiedene endokrine Drüsen – die Eierstöcke etwa – und durch die Kriya-Yoga-Technik gibt die Frau Druck auf dieses Organ, das zweierlei Säfte produziert, nämlich Östrogen und Progesteron. Östrogen verleiht der Frau Kraft, Schönheit und Jugend. Einem zurückgebliebenen Wachstum und einer mangelnden Brustentwicklung kann mit Hilfe dieses Hormons abgeholfen werden. Das Hormon Progesteron wiederum hilft der Frau bei der Schwangerschaft und wirkt wie ein Gleitmittel des Genitalsystems während der Empfängnis.

Die Schilddrüse ist eine wichtige Steuerungsdrüse. Auch sie wird durch diese Technik angeregt. Dadurch funktioniert sie normal, was wiederum verschiedene Krankheiten verhindert. Die Hypophyse ist die Zentralstelle der hormonalen Steuerung. Arbeitet sie richtig, werden auch alle anderen hormonalen Organe richtig beeinflußt und gesteuert. Kriya-Yoga regt also alle Drüsen gleichmäßig gut zur Tätigkeit an.

Bei den Übungen dieser Technik beugt man Kopf und Oberkörper nach vorne. Dies erhöht die Durchblutung in den feinsten Geweben des Groß- und Kleinhirns. Der Kreislauf wird im gesamten Nervensystem einschließlich des Rückenmarks und der verschiedenen Nervengeflechte verstärkt. Dadurch werden feinste innere Wahrnehmungen hervorgerufen und Gottes-Erkenntnis vermittelt.

Im Rückenmark verlaufen drei Kanäle, die in den Sanskritschriften *iḍā, piṅgalā* und *suṣumnā* genannt werden. Übt man diese wertvolle Technik, so trennen sich Ida und Pingala von der Susumna und der Durchgang durch die Susumna öffnet sich vollkommen. Es heißt, dies sei das Erwachen der Kundalini. Dieser Rückenmarkskanal ist der königliche Weg, über den das innewohnende Selbst, d.h. Gott, beständig im lebendigen Menschen wirkt. Indem er das Rückenmark hinauf- und hinuntergeht, erzeugt und vermittelt er die verschiedensten Stimmungen und Impulse. Man kann sagen, daß unsere Seele im Dschungel der Materie verborgen ist und wir sie mit Hilfe der Kriya-Technik aus diesen Fesseln befreien können. Durch die Kriya-Atmung machen wir das brachliegende Land der Susumna urbar und leben beständig im kosmischen Bewußtsein.

Solange ein Mensch nicht die Kriya-Yoga-Technik praktiziert, wird die zentrale Steuerdrüse – die Hypophyse – nicht genügend angeregt. Das regelmäßige Üben dieser Technik wird uns jedoch automatisch auf die dritte Ebene, das Gehirn, bringen, auf der sich auch die Hypophyse befindet, der wahre Sitz Gottes.

In unserem materiellen Körper gibt es drei Knoten oder *granthis. Der erste Knoten wird brahmagranthi* genannt und liegt zwischen dem Steißbein- und Nabelzentrum. Solange dieser Knoten nicht geöffnet ist, kann keiner die Wahrheit erkennen, daß der lebendige Gott im eigenen Körper wohnt. Befindet sich das menschliche Bewußtsein noch im Brahma-Knoten, so wird es vollkommen von materiellen und sinnlichen Wünschen gefangen genommen.

Der zweite Knoten heißt viṣṇugranthi und reicht vom Nabelzentrum bis unterhalb der Hypophyse. In diesem Bereich sind die fünf Sinnes-Telefone mit der äußeren Welt beschäftigt und hindern das Bewußtsein daran, Gottes-Erkenntnis zu erreichen.

Der dritte Knoten heißt rudragranthi, befindet sich zwischen Hypophyse und Fontanelle. Zieht ein wahrer Suchender mit aufrichtigen Wünschen seine Sinne vom Steißbeinzentrum nach oben zurück und verharrt oberhalb der Hypophyse in Konzentration, dann wird er sicherlich wahrnehmen, daß Gott in seinem Schädel gegenwärtig ist. In diesem Stadium erlangt man beständige Gottes-Erkenntnis. Bei jeder Tätigkeit fühlt man, daß allein Gott die Tätigkeit ausführt, und wird beständig an Ihn denken. Ganz gleich, wie der Kompaß unserer äußeren Handlungen sich auch drehen mag, unsere konzentrierte, unterbewußte Aufmerksamkeit wird immer nach Norden zeigen, oben auf dem Kopf, wo Gott gegenwärtig ist.

Der nächste wichtige Teil der Technik wird Kriya-Proper (der eigentliche Kriya) genannt. Wie bereits schon erwähnt, geht Gott beständig im Rückenmark hinauf und wieder hinunter und zerstört dabei die schlechten Einflüsse der Sterne und Planeten im Rückenmarkskanal. Ein rostiger Draht hat keine Kraft, steckt man ihn aber in eine Steckdose, so spürt man sofort, daß elektrischer Strom durch ihn fließt und er mit Energie geladen ist. Ähnlich ist es, wenn wir das Rückgrat durch Kriya magnetisieren. Wir wandeln dadurch unsere Lebenskraft in allesvollbringende, strahlende, göttliche Kraft um und beschleunigen dadurch wiederum unsere körperliche und geistige Entwicklung. Man lebt dann in dem ständigen Bewußtsein, daß der lebende Gott im eigenen Körper wohnt. Die Leiter des Rückgrats ist der einzige Weg, wirklich zum Gottes-Bewußtsein aufzusteigen und erhoben zu werden.

»Was der Geist nicht begreifen kann, aber was den Geist erzeugt hat, wisse, das allein ist Gott. Was die Sprache nicht offenbaren kann, aber was die Sprache hervorgebracht hat, wisse, das allein ist Gott.« So kann uns die Kriya-Yoga-Technik über die grobstofflichen Sinneswahrnehmungen hinaus zu äußerstem Frieden und Ruhe führen. Und das ist Göttlichkeit. Je mehr man diese Technik gewissenhaft, regelmäßig und ernsthaft übt, desto mehr macht man die Erfahrung des *savikalpasamādhi,* d.h. des überbewußten Stadiums und des *nirvikalpasamādhi,* d.h. des kosmischen Bewußtseins oder pulsschlaglosen Stadiums.

Es gibt sechs Stufen der Kriya-Technik, durch die der *kriyāvat* seine verschiedenen Zentren unter Kontrolle bringt und Selbst-Verwirklichung erreicht. Diese sollten von einem verwirklichten Yogi erlernt und unter seiner unmittelbaren Anleitung und Beaufsichtigung geübt werden. Nach Beendigung dieser sechs Stufen wird das kosmische Bewußtsein ohne weiteres Zutun erwachen. Glückseligkeit erfüllt dann unser Leben und das Ziel, die höchste Wirklichkeit in Händen zu halten, ist erreicht.

Mit der ersten Kriya kann man den menschlichen Geist in Bewußtsein umformen, man erfährt Ruhe und die drei göttlichen Eigenschaften: Licht, Ton und glückselige Schwingung. Dazuhin verbessert der Schüler seine körperliche und geistige Gesundheit. Und der Verstand wandelt sich um in Erkenntnis. Mit Hilfe des ersten Kriya steigt die *kuṇḍalinīśakti* vom Steißbeinzentrum nach oben zur Hypophyse und darüber hinaus. Der Übende kann tatsächlich fühlen, wie göttlicher Strom und göttliches Licht das Rückgrat herauf kommt und wieder hinunter geht. Der Rückenmarkskanal ist das Zentrum, aus dem heraus der Mensch handelt. Wenn jemand meditiert und weder menschliches Bewußtsein, noch Verstand, Gedanken oder Ich-Gefühl mehr in ihm ist, dann hört er den göttlichen Ton, das unsichtbare Wort Gottes. Durch Übung hört er diesen Ton fortwährend. Dies wird *anāhatadhvani* genannt, d.h., der nicht endende Ton. Im ersten Kriya kann der Meditierende den *suvaichasamādhi* erreichen. *Suvaicha* bedeutet göttliches Verlangen nach Schulung der Seele. Dies erwacht im ersten Kriya, wenn der Meditierende in seinem Körper Wahrnehmungen macht, die über die Sinneseindrücke hinausgehen, und er von tiefer Ruhe erfüllt wird.

Durch das Üben der zweiten Kriya gelingt es ihm, die drei göttlichen Eigenschaften in jedem einzelnen Zentrum wahrzunehmen. Schrittweise kommt diese Kraft das Rückgrat herauf und in jedem Zentrum ergibt dies einen anderen göttlichen Ton. Dazuhin nimmt der Übende strahlendes Leuchten, Schwingung und die zwölf Veränderungen des göttlichen Tones wahr, die vom hohen Himmel, d.h. aus der Weite des Raumes kommen und das ganze Gehirn erfüllen.

Die Vollendung des zweiten Kriya bedeutet einen großen Fortschritt für den Kriya-Yogi. Wann immer er im täglichen Leben eine Tätigkeit ausübt, fühlt er, wie die Seele aus dem jeweiligen Zentrum handelt. Gleich welcher Impuls in einem Zentrum entsteht, er fühlt sofort, daß er von Gott kommt. Und wenn in einem bestimmten Zentrum negative Impulse entstehen, so kann er diese entfernen. Die Samadhi-Stufe des zweiten Kriya nennt man *vicaraṇīyasamādhi.* Damit ist gemeint, daß das kosmische Bewußtsein von einem Zentrum ins nächste wandert.

Die dritte Kriya wird innerhalb des Schädels auf der dritten Ebene geübt. Der Schädel ist das Himmelreich Gottes. Durch das Üben der dritten Kriya kann sich der Meditierende von weltlicher Beeinflussung freihalten. Während der Meditation nimmt er nur noch die drei göttlichen Eigenschaften wahr, die innerhalb des Schädels kreisen. Der Übende empfindet es, als wäre die Seele vom Körper getrennt und würde in der Weite des Raumes schweben. In diesem Stadium nimmt er wahr, daß die Seele alldurchdringend ist und hoch in den Himmel steigt. Ist er mit seinen täglichen Verrichtungen beschäftigt, so spürt er dabei, daß eine übergeordnete Kraft durch ihn handelt und er bindungslos bleibt. Die Samadhi-Stufe der dritten Kriya ist der *tanumānasasamādhi.* Das bedeutet, daß das Bewußtsein nicht mehr im biologischen Empfinden verweilt. Es verbleibt allein in wahrhaft philosophischer Erkenntnisfähigkeit und erlangt Gottesbewußtsein.

Wenn der Schüler *die vierte Kriya* übt, fühlt er bestimmte Bewegungen der Seele im vorderen Bereich des Kopfes, in der Brücke, im Thalamus, im Hypothalamus, in der Zirbeldrüse und vor der Hypophyse. Er nimmt kreisendes Licht vom höchsten Himmel bis herunter zur Erde wahr. Dies wird *asaṅgaśaktisamādhi* genannt und bedeutet, der Suchende verweilt im kosmischen Bewußtsein.

In der *fünften Kriya* fühlt der Übende zumeist die Warhnehmung des Göttlichen im Kleinhirn. Er nähert sich allmählich der Zirbeldrüse und versucht sein Möglichstes, in diese einzudringen. Dies nennt man shattyantpattisamādhi. »Shatta« heißt Seele und *»utpatti«* heißt sich zeigen. Die Seele zeigt sich und versucht, in die Zirbeldrüse zu gelangen. Damit ist er dem *nirvikalpasamādhi* ganz nahe. Der *samādhi* der fünften Kriya heißt auch *paddyarthabhavanisamādhi,* d.h. er ist nahezu im Wissen aufgegangen. In diesem Stadium nimmt er die Welt nicht mehr wahr. Die Türe zu Gott ist für ihn fast geöffnet, aber noch kann er nicht eintreten.

Die *sechste Kriya* ist im Himmelreich Gottes. Der Übende verweilt bei allen seinen weltlichen Verrichtungen im Gottesbewußtsein. Bei allem, was er tut, bleibt er immer an der Schwelle zu Gott. In jedem Augenblick kann er den *nirvikalpasamādhi* erreichen. Das heißt, er ist gleichzeitig in dieser Welt und nicht in ihr. Tritt er in den Nirvikalpa-Zustand ein, hört der Pulsschlag sofort auf zu schlagen. Dies nennt man auch *turīyasamādhi* und bedeutet: das Aufgehen in Gott.

Gott hat die Menschen nach seinem Bild erschaffen. Gott erkennen wir deshalb nur durch Selbst-Verwirklichung. In einem Bewußtseinszustand voller Unruhe, der durch die Gleichsetzung des Selbst mit den wechselnden Zuständen des Körpers und des menschlichen Geistes hervorgerufen wird, ist dies jedoch nicht möglich. Dies gibt ein verzerrtes Bild von Gott, ähnlich der Spiegelung der Sonne auf einer bewegten Wasseroberfläche. Der große muselmanische Poet Kabir sagt: »Gott ist der Atem allen Atems.« Dieser Atem oder *»prāṇa«* ist die Lebensenergie in uns. Kosmische Lebenskraft ist Quelle des Lebens aller lebenden Geschöpfe und Ursache der Schöpfung aller Sterne und Planeten. Kosmisches Bewußtsein ist gleichfalls eng mit dem persönlichen Bewußtsein verbunden. Aber diese Verbindung wird um so lockerer, je mehr unsere persönliche Eigenart, Selbstsucht und Körpergebundenheit in den Vordergrund tritt.

Sowie sich die Lebenskraft im Menschen nach außen wendet, stören Sinneseindrücke und Gedanken das ruhige Bild des Selbst bzw. der Seele. Das Vorhandensein von Atmung in einem Menschen bedeutet Leben, das Fehlen den Tod. Folglich muß die Technik, die uns eine Methode zur Selbst-Verwirklichung durch die Beherrschung der Lebenskraft lehrt, wissenschaftlich begründet und besonders gut sein. Die Methode des Kriya-Yoga hat bewiesen, wie wirkungsvoll sie ist und sie lehrt uns, die Lebenskraft nach innen zu wenden. Sie bringt uns unmittelbar zum Bewußtsein des Selbst – den glückseligen Gott. Der wichtigste Punkt an diesem Verfahren ist es, das Geheimnis der Lebenskraft vollkommen zu verstehen, die den menschlichen Körper-Organismus am Leben erhält und ihn voller Leben und Energie in Schwingung versetzt. Normalerweise wird die Lebenskraft vom verlängerten Mark durch die inneren Rückenmarkszentren in die verschiedenen Körperteile und Sinnesorgane weitergeleitet. Wenn die Lebensenergie – die *kuṇḍalinī* oder Schlangenkraft – am Ende der Wirbelsäule, am Steißbein erwacht ist, ändert der Energiestrom seinen nach außen zu den Sinnesorganen führenden Lauf und fließt nach innen dem Gehirn zu. Eine Umkehrung des Geschehens kann man auch in den einzelnen Cakras oder physiologischen Zentren des Rückenmarks feststellen. Die Lotusse in den einzelnen Cakras mit ihrer unterschiedlichen Anzahl an Blütenblättern, die die Menge der Energie symbolisieren, die von jedem Zentrum abgegeben wird, kehren ihre Tätigkeit um. Die Blütenblätter wenden sich nach oben, dem Gehirn zu, statt wie bisher nach unten in Richtung Steißbein zu hängen. Auf diese Weise leitet der Yogi ganz bewußt seine Lebensenergie zur unendlichen oder kosmischen Lebenskraft.

Auch während des traumlosen Schlafes ist das menschliche Bewußtsein von äußeren Ablenkungen zurückgezogen und die Gedanken ruhen im Unterbewußtsein. Dies ist ein negatives Stadium. Bewußtes Zurückziehen des Geistes von äußerer Ablenkung und vom Körperbewußtsein und der Ausrichtung der Aufmerksamkeit auf ein einziges Gedankenziel führt zu einem positiven Stadium und zu wahrer Konzentration. Die Kräfte des menschlichen Bewußtseins sind zerstreuten Lichtstrahlen vergleichbar, die zu erhellen vermögen, wenn sie zusammengeführt werden. Eine solche Konzentration kann durch Üben von Kriya-Yoga erreicht werden.

Der Geist ist der Herr über alle Gemütsregungen, der Atem hingegen kontrolliert den Geist. Ist der Atem unruhig, wird der Mensch von Furcht, Ärger oder Gier geplagt und er verliert seine Urteilsfähigkeit. Wird der Atem mit Hilfe des Kriya-Yoga beherrscht, ist Verwirklichung während dieses Lebens möglich.

Wenn wir durch Üben des Yoga unsere Wahrnehmungsfähigkeit, unser Feingefühl und unsere Intuition steigern, nehmen wir beständig göttliches Licht, Ton und Schwingung aus dem Überbewußtsein wahr und erkennen die Wahrheit, daß dieser Körper das Schattenbild Gottes ist. Der Energiestrom des Lebens in unserem Nervensystem wird gereinigt und als Folge davon der göttliche Durchgang im Rückenmarkskanal geöffnet. Wir fühlen wie dort der Energiestrom fließt. Sobald der göttliche Durchgang im Rückenmarkskanal geöffnet ist, fließt die Lebensenergie vom Steißbeinzentrum zum verlängerten Mark und durchdringt Gehirn und Kleinhirn. Als Folge davon erreichen alle geistigen Neigungen einen Gleichgewichtszustand. Das Leben wird sinnvoll, füllt sich mit himmlischer Glückseligkeit wie auch mit unmittelbarer Wahrnehmung des göttlichen Glanzes.

Jeder Seele ist es bestimmt, vollkommen zu sein und jedes Wesen wird am Ende das Stadium der Vollkommenheit erreichen. Äußere Einflüsse und Schwingungen wirken sich bis zu einem gewissen Grad auf die Entwicklung im gesamten Universum aus, einschließlich des menschlichen Geistes und der Seele. Ebenso wie die Lebensenergie sich mittels der kosmischen Kraft rund um ihren Kern bewegt, so unterliegt alles im Weltall einer zwangsläufigen Fortentwicklung. Fließt der kosmische Strom einmal von uns bewußt gesteuert, so ergibt dies eine Wirkung, die der Evolution während eines Sonnenjahres entspricht.

Ein vollständiger Umlauf der Erde um die Sonne wirkt sich wie ein Jahr auf den Menschen aus. Diese normale Zeitdauer menschlicher Entwicklung kann man beschleunigen, indem man die Lebenskraft auf der elliptischen Bahn der Wirbelsäule mit ihren sechs Zentren vom Steißbein aufwärts zur Hypophyse und darüber hinaus und von dort aus wieder abwärts zum Steißbein kreisen läßt. Die Seele ist dabei das Zentralgestirn. Die Sonne und das Rückgrat mit seinen sechs Zentren ergibt zwölf Punkte, die den zwölf Tierkreiszeichen entsprechen.

Die Erde bewegt sich in zwölf Monaten einmal um die Sonne herum und nimmt dabei in ausreichendem Maße Energie auf, um den notwendigen Wandel durchzumachen. Entsprechend stattet uns ein spirituelles Bewußtsein mit der erforderlichen Energie zur spirituellen Umwandlung aus. Die nördliche Deklination der Sonne beginnt mit der Tag- und Nachtgleiche im Frühjahr und die südliche Deklination mit Tag- und Nachtgleiche im Herbst. Jede Deklination dauert sechs Monate.

Der menschliche Organismus besitzt sechs Nervenzentren, vom Steißbein aufwärts zum *sahasrāra* bzw. der göttlichen Höhle. Die erwachte *kuṇḍalinī* steigt den *suṣumnā*-Nerv hinauf und wieder hinunter, ähnlich der nördlichen und südlichen Deklination der Sonne. Im menschlichen Körper ist die Seele die Sonne, um die sich die Schlangenkraft bewegt. Im Kriya-Yoga entspricht ein solcher Durchlauf der *kuṇḍalinī durch die suṣumnā* einem Jahr irgend einer anderen spirituellen Übung.

In jeder Nacht während des Schlafens wird unsere Aufmerksamkeit unbewußt von den Sinneswahrnehmungen entbunden, wodurch Körper und Geist Ruhe und Erholung gewährt wird. Die verjüngende Wirkung des Schlafes kann man auch bewußt durch geregelte Kriya-Atmung erreichen, während der Körper ruhig in Meditationshaltung verharrt. Die Tätigkeit des Geistes, der Organe und Muskeln wird ohne einen Verlust an Bewußtsein beruhigt. Indem die Herzfunktion verlangsamt und das Verzetteln der Lebensenergie durch die Sinnesnerven unterbunden wird, verlängert Kriya-Yoga die Lebensdauer.

Während der Kriya-Übungen zirkuliert der Atem nicht wirklich im Rückgrat. Es ist die vermehrte Lebensenergie, die von umgewandeltem Atem herrührt und innerlich durch Vorstellungs- und Willenskraft dazu gebraucht wird, das Rückgrat hinauf- und hinunter zu fließen. Die magnetische Anziehungskraft dieses zirkulierenden Energiestromes zieht die übrige Energie im Körper von den Sinnesnerven- und -Organen ab.

Sauerstoff ist Nahrung für unseren gesamten Organismus. Es entstehen Blutkörperchen, durch die der Körper Vitalität, Charme, Schönheit, Gesundheit und Jugend behält und sich beständig erneuert. Durch Kriya-Yoga spaltet sich der Sauerstoff in seine atomaren Energiebestandteile auf, die wiederum in feinstoffliche Lebensenergie umgewandelt werden. Beständige geregelte Atmung, wie sie in der Kriya-Technik gelehrt wird, verbrennt den gesamten Kohlenstoff-Abfall des Körpers. Ist dieses Ziel erreicht, so fließt kein dunkles, ungereinigtes und giftiges Blut mehr im Körper und kein ungereinigtes Blut muß mehr in die Lungen zur Reinigung gepumpt werden. Dies verschafft Herz und Lungen eine Ruhepause.

Ziel der Kohlenstoff-Verbrennung ist es, das Herz zu beruhigen. Das Herz beruhigen wir, um die fünf Sinnes-Telefone beherrschen zu können und die Energie von ihnen fort zur Wirbelsäule zu führen. Der Zustand des Schlafens erzeugt unbewußte Ruhe und Frieden. Die Kriya-Technik führt zu einem beständig zunehmenden, immer aufs neue mit Freude erfülltem Bewußtseinszustand, der seinen Höhepunkt in einem atmungslosen Zustand hat. Hindu-Yogis sagen, daß die spirituelle Wirksamkeit dieses Energiestromes tatsächlich die atomare Zusammensetzung der Körperzellen verändere.

Atmungslosigkeit ist Unsterblichkeit. Viele Menschen glauben zu Unrecht, daß *prāṇāyāma* oder Kontrolle der Lebenskraft durch Kontrollieren des Atems erreicht wird. Das Gegenteil ist der Fall. Beherrschung des Atems ist eine Folge der Beherrschung der Lebensenergie. Der Versuch, die Lebensenergie durch Anhalten des Atmens in den Lungen zu beherrschen, ist unwissenschaftlich und unerfreulich. Der für eine unangenehm lange Zeit angehaltene Atem verursacht nur schädlichen Druck auf

Herz, Lungen, Zwerchfell und Arterien und sollte deshalb unbedingt vermieden werden.

Die wahre Bedeutung von *prāṇāyāma* ist in Übereinstimmung mit Patanjali, dem herausragenden Vertreter des Yoga, die allmähliche nichterzwungene Einstellung der Atmung. Eine solche Einstellung der Atmung kann man durch Kriya-Yoga, einer Form des *prāṇāyāma*, herbeiführen. Dabei wird das menschliche Blut von Kohlenstoff befreit und mit Sauerstoff angereichert. Die Atome dieses zusätzlichen Sauerstoffs werden dann in Lebensenergie umgewandelt, was die Atmung für eine bestimmte Zeit unnötig macht. *Prāṇāyāma* endet also in Atmungslosigkeit und beruhigt so Herz und Lungen und erhöht die Lebensdauer. Im Stadium der Atmungslosigkeit ist die Lebensenergie, deren Fortdauer und Bestand im Körper normalerweise von der Zufuhr von Sauerstoff abhängig ist, aus der Sklaverei des Atmens bzw. des Sauerstoffs befreit und bewegt sich der Spiritualität entgegen.

Jede Ein- und Ausatmung auf systematische und kontrollierte Art und Weise, verbunden mit der Wahrnehmung göttlicher Berührungsempfindung und Tonschwingung, vollendet eine Kriya. In den höheren Kriyas beschleunigt sich die Entwicklung zunehmend bis zu einem Fortschritt, daß eine Übung 12 Jahren normaler Evolution entspricht. Daher ist es möglich, den atmungslosen Zustand und das kosmische Bewußtsein mit ein oder zwei Kriyas zu erreichen. Den verwirklichten Gurus, die die höheren Techniken des Kriya-Yoga gemeistert haben, fällt es leicht, auf diese Stufe des kosmischen Bewußtseins zu gelangen. Aber sie zeigen es selten und bewahren es für ihre ernsthaften Schüler, um sie zu ihrer schnelleren Entwicklung mit göttlicher Kraft und Vertrauen zu erfüllen.

Dieser beschleunigte Impuls kann nicht aus Büchern kommen. Die Seele kann einen solchen Impuls nur von einer anderen Seele empfangen, und von nichts anderem. Nur so kann der Geist angeregt werden. Die Person, von deren Seele solch ein Impuls ausgeht, ist der Guru, der Lehrmeister. Und die Person, auf deren Seele der Impuls einwirkt, ist der Schüler.

Man kann nur immer wieder betonen: Kriya-Yoga ist der schnellste Weg zum Erfolg. Er ist ein spirituelles Flugzeug, das genügend Platz bietet für die Menschen aller Kulturen mit den unterschiedlichsten Neigungen. Er ist ein lebendiger und fortschrittlicher Weg zur Spiritualität, und seine Anpassungsfähigkeit ist ein Zeichen seiner Lebenskraft. Nicht nur im Leben des einzelnen, sondern auch im Leben der ganzen menschlichen Rasse wird der Methode des Kriya-Yoga mit Sicherheit eine bestimmende Rolle bei der Linderung ihrer Leiden zufallen. Wie ein Allheilmittel gegen alle Schwierigkeiten – seien sie materieller, psychischer oder spiritueller Art – wird Kriya-Yoga seine Wirkung entfalten.

IV. Die Theorie des Kriya-Yoga

Die 25 Bestandteile des menschlichen Körpers

Jeder menschliche Körper setzt sich aus den 24 Bestandteilen der materiellen Natur *(prakṛti)* und einem kosmischen Bestandteil, der Seele oder *puruṣa* zusammen. Die 24 Bestandteile der Natur sind: Die Organe der Wahrnehmung – Augen, Ohren, Nase, Mund und Haut; die fünf Arten der Wahrnehmung mittels der Sinnesorgane – Sehen, Hören, Riechen, Schmecken und Tasten; die fünf Organe des Handelns – das Organ des Sprechens, Hände, Füße, die Ausscheidungs- und die Zeugungsorgane; die fünf feinstofflichen Elemente – Erde, Wasser, Feuer, Luft und Äther; sowie das Sinnesbewußtsein *(manas)*, der Verstand *(buddhi)*, das Ich-Bewußtsein *(ahaṃkāra)* und das allgemeine Bewußtsein *(citta)*, mit dessen Hilfe wir die materielle Welt überhaupt wahrnehmen. Die Gesamtheit dieser 24 grobstofflichen Elemente nennt man *prakṛti*.

Kriya-Yoga ist so wirksam, daß diese Technik denjenigen, der sie eine kurze Zeit lang übt, dazu befähigt, die materielle oder körperliche Wahrnehmung seiner 24 grobstofflichen Elemente in einen göttlichen Zustand umzuformen, den man *paraprakṛti* oder *parāvasthā*, d.h. kosmisches Bewußtsein nennt. In den Schriften des Yoga wird dies als *saṃprajñātasamādhi* bezeichnet, d.h. als das Bewußtwerden des Überbewußtseins.

Zu den 24 grobstofflichen Elementen kommt noch der *puruṣa* hinzu. *Puruṣa* ist die Kraft Gottes. Er dirigiert die Lebenskraft in jedem Menschen. Er verweilt mitfühlend und ungebunden in unserem Körper und wird auch als der unsichtbare Körper bezeichnet. Ohne diese Seele sind die 24 grobstofflichen Bestandteile der *prakṛti* nicht handlungsfähig. Der *puruṣa* erzeugt außerdem auch Sinnestäuschung, Irrtum und Verblendung im grobstofflichen Körper, was man als Kundalini bezeichnet.

In den Schriften steht: *piṇḍe kuṇḍalinīśaktir haṃsa ity udāhṛtam, rūpaṃ bindu iti jñeyaṃ rūpātītaṃ nirañjanam.*

Mit *piṇḍe kuṇḍalinīśaktiḥ* ist der grobstoffliche Körper gemeint, in dem die *kuṇḍalinīśakti* noch verborgen schlummert. Solange man noch nicht fähig ist, die Sinne zurückzuziehen, und zwar vom Steißbeinzentrum zum Kreuzbeinzentrum, vom Kreuzbeinzentrum zum Nabelzentrum, vom Nabelzentrum zum Herzzentrum, vom Herzzentrum zum Halszentrum, vom Halszentrum zum verlängerten Mark und vom verlängerten Mark zum Hirnrindenzentrum, solange nimmt man die uns allen innewohnende Göttlichkeit nicht wahr.

Die Klänge der fünfzig Buchstaben des Sanskrit-Alphabets finden sich im Rückenmark zwischen Steißbeinzentrum und Hypophyse. Der erste Buchstabe »*ham*« in der Hypophyse, der letzte Buchstabe »*sa*« im Steißbeinzentrum. Wenn all diese Buchstaben auf die Hypophyse zurückgezogen und das Bewußtsein dort verschlossen wird, so ist dies das *haṃsa*-Stadium. In diesem *haṃsa*-Stadium kann man nicht mehr sprechen. Man kann nur noch die Göttlichkeit im ganzen Körper wahrnehmen. Der grobstoffliche Körper ist *ham*, die Kraft Gottes ist die Seele oder *sa. Ham* ist nichts als ein toter Körper, der ohne *sa*, den unsichtbaren Körper, d.h. die Seele nicht einatmen kann.

In der *Gheraṇḍa-Saṃhitā* (5.84) steht: »*haṃkāreṇa bahir yāti saḥkāreṇa viśet punaḥ.*« Das bedeutet, die ausgeatmete Luft ist *ham*, die eingeatmete Luft *sa. Sa* ist die Seele. Weiter steht in den *Svarodaya-Śāstras:* »*hakāro nirgame proktaḥ sakāras tu praveśane.*« Das bedeutet: tritt die Luft aus der Nase aus, so ist es *ham*, tritt die Luft beim Einatmen ein, ist es *sa*, denn die Seele ist es, die einatmet. Die Umkehrung dieser Abfolge entspricht also nicht den Schriften.

Rūpaṃ bindu iti jñeyam besagt, wenn wir unsere *kuṇḍalinī-śakti* erwecken wollen, müssen wir unsere Aufmerksamkeit auf einen Punkt in der Leere des Raumes richten, auf einen Punkt ohne Länge, Breite und Höhe. *Bin tal yaha kamal khelani tehi cadahi hamsā keli kare: Kabir* beschreibt sein sprirituell Erreichtes mit den Worten: »Mein Wirbelsäulenkanal ist wie ein Teich, in dem ich im Steißbeinzentrum eine vierblättrige Lotusblüte erkenne, im Kreuzbeinzentrum eine sechsblättrige, im Nabelzentrum eine zehnblättrige, im Herzzentrum eine zwölfblättrige, im Halszentrum eine sechzehnblättrige und in der Hypophyse erkenne ich eine Lotusblüte mit zwei Blütenblättern. Letztere heißt *haṃsa*; der Schwan, und bedeutet ›Ich bin Er‹. Somit nehme ich *haṃsa* im ganzen Körper wahr.« Der tausendblättrige Lotus ist im Hirnrindenzentrum. In unserem Gehirn gibt es tausend verschiedene Neigungen und Eigenschaften, bedingt durch das ungeheuer komplexe Netzwerk der Nervenzellen. Diese werden durch die tausend Blütenblätter symbolisiert.

Im grobstofflichen Körper ist der unsichtbare Körper *puruṣa.* Alles, was der Körper tut, vollbringt der *puruṣa.* Er ist dabei dem elektrischen Strom vergleichbar, von dem die grobstoffliche *prakṛti* (die Verbindung aus den 24 Elementen) angetrieben wird. Die Augen sehen, die Ohren hören, die Nase riecht, die Zunge schmeckt, die Haut spürt und diese fünf Sinnes-Telefone lassen den menschlichen Geist denken: »Ich bin der Handelnde, nicht die Seele handelt.« Und dies ist *māyā* (Sinnestäuschung). Auch wenn der Mund spricht oder die Hand arbeitet oder das Bein geht oder der After entleert oder die Zeugungsorgane in Funktion treten, lassen uns diese fünf Organe des Handelns nicht erkennen, daß die Seele der einzige und in Wahrheit Handelnde ist. Wir glauben, wir selbst werden tätig. Und dies ist der Hauptirrtum des Menschen und eine unvermeidliche Auswirkung des grobstofflichen Körpers.

Die fünf grobstofflichen Elemente des menschlichen Körpers sind: Vakuum, Luft, Feuer, Wasser, Erde. Zwischen Hypophyse und Fontanelle gibt es fünf verschiedene Arten des Vakuums: *cidākāśa, daharākāśa, parākāśa, mahākāśa* und *ātmākāśa.*

Luftarten und Cakras

Mit jedem Gedanken wechselt unsere Atmung *(prāṇa)* in Menge und Beschaffenheit. Im Körper gibt es 49 Luftarten. Die Yoga-Schriften haben sie jedoch in fünf Gruppen zusammengefaßt: *apāna, samāna, vyāna, prāṇa* und *udāna.* Im Steißbein- und Kreuzbeinzentrum ist *apāna*-Luft, im Nabelzentrum *samāna*-Luft, im Herzzentrum *vyāna*-Luft, im Halszentrum *prāṇa*-Luft und oberhalb des Halszentrum *udāna*-Luft. Die Luft, die wir einatmen heißt *prāna*-Luft. Ist sie in den Lungen, heißt sie *vyāna.* Während der sexuellen Befriedigung schlägt das Herz schneller, auch das ist *vyāna*-Luft. Nach dem Essen atmen wir wieder auf eine besondere Weise, die uns hilft, unsere Nahrung zu verdauen. Das ist *samāna*-Luft. Während des Essens müssen wir manchmal aufstoßen, auch dies wird *samāna*-Luft genannt. Danach gelangt die Luft in den Darm und entweicht durch den After. Diese Luft heißt *apāna.* Am Ende der Meditation, wenn wir im *parāvasthā* sitzen, wird unsere Atmung sehr fein. Diese

Luft läßt uns die drei göttlichen Erscheinungsweisen im ganzen Körper wahrnehmen. Dies ist die richtige Luft für die innere Stille, Andacht und Göttlichkeit. Diese Luft erfüllt den Schädel ab der Hypophyse und heißt *udāṇa*. Die *prāṇa*-Luft ist der König unter den Luftarten, denn ohne *prāṇa*-Luft, d.h. ohne Atmung ist der Mensch nurmehr ein toter Körper. Diese *prāṇa*-Luft gliedert sich in fünf Gruppen von Luftarten, die insgesamt 49 einzelne Arten umfassen.

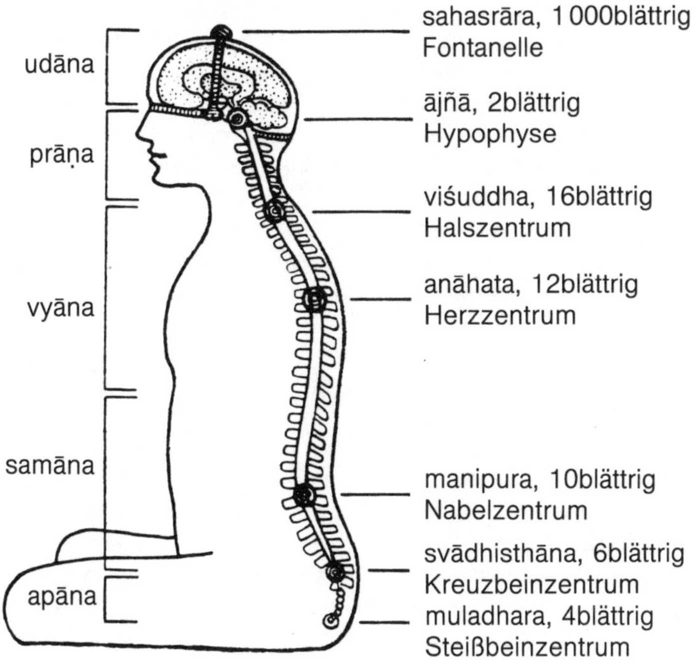

Abb. 1

Die *udāna*-Luft vermittelt uns höchstes Gottes-Bewußtsein. Sie entsteht im Hirnrindenzentrum und verbleibt zwischen verlängertem Mark und Fontanelle. Die zwei Vagus- und andere Schädelnerven erlauben dem Lagerhaus Gehirn, äußere Reize wahrzunehmen und so ein Körper-Bewußtsein zu entwickeln. Die zwei Vagus-Nerven, *salsai* und *gairus* kommen aus dem verlängerten Mark. Wenn wir sie benützen, können wir unsere Bewußtseinssubstanz von Unwissenheit befreien und auf feinste gereinigte Empfindungen einstellen.

Diese Nerven formen Windungen im Gehirn, aus denen wir scharfen Verstand, die Fähigkeit zur Vernunft, Intuition, Voraussicht und Göttlichkeit schöpfen können. Mit Hilfe dieser Nerven gelingt es uns auch, durch tiefe Atemzüge die Lungen zu kontrollieren und den Herzschlag zu verlangsamen, um so deren Gewebe und Zellen Ruhe finden zu lassen. Durch die Technik des Kriya-Yoga gelingt es jedem, Nervosität, Schwäche, Müdigkeit, Ärger, Sorgen, Angst und vorzeitigen Tod auszuschalten und Göttlichkeit im Gehirn wahrzunehmen. Zusätzlich erfahren und erkennen wir drei göttliche Erscheinungen durch den Kriya-Yoga und empfinden wahre Liebe und Achtung. Das ist der Grund, weshalb die Yoga-Schriften der *udāna*-Luft im Gehirn eine besondere Bedeutung beigemessen haben.

Das Steißbeinzentrum heißt Erd-Zentrum, das Kreuzbeinzentrum ist das Wasser-Zentrum, das Nabelzentrum das Feuer-Zentrum, das Herzzentrum das Luft-Zentrum und das Halszentrum ist das Vakuum-Zentrum (Zentrum der Leere). Der Bereich vom Halszentrum bis zum Scheitelpunkt des Kopfes wird ebenfalls Vakuum-Zentrum genannt, da es dort fünf Arten davon gibt.

In den Yoga-Schriften wird das Steißbeinzentrum *annamayakośa* genannt. Es heißt auch Wohlstands-Zentrum, weil aller materieller Reichtum in der Erde zu finden ist, d.h. Getreide, Metalle, Diamanten, Erdöl, Uran usw. Das Kreuzbeinzentrum heißt *prāṇamayakośa*, d.h. Lebens-Zentrum, da der Mensch durch sexuelles Vergnügen geboren wird und in jedem menschlichen Körper Leben vorhanden ist. Das Nabelzentrum heißt *manomayakośa*. Das menschliche Bewußtsein beginnt sich dort zu bilden. In jeder Materie und insbesondere in den Nahrungsmitteln steckt Energie. Diese ist die Kraft Gottes und gelangt als Nahrung in unseren Magen, wo sie vom *vaiṣṇavāgni*, dem göttlichen Feuer, verdaut wird. Auf diese Weise gewinnt der Mensch aus der Materie Energie. Nur durch Nahrungsaufnahme allein erhalten wir die Energie nicht. Wir verbinden die Lebenskraft mit dem Seelenfeuer und versorgen so unseren ganzen Körper und unseren Geist mit wahrer Energie.

Im Nabelzentrum gibt es zwei Arten des Bewußtseins. In den Yoga-Schriften steht: *»mana eva manuṣyānāṃ bandhamokṣayoḥ kāraṇam.«* Der menschliche Geist kann uns in die Hölle führen, d.h. in das Steißbein- und Kreuzbeinzentrum. Diese wecken in uns lediglich Verlangen nach Reichtum und sexuellem Vergnügen. Der Durchschnittsmensch auf der Erde vertieft sich in seine

Unternehmungen, in Arbeit, Wohlstand, Macht, Sinnesbefriedigungen, und so bleibt sein Geist im Dschungel der materiellen Welt verfangen. Dort finden sich aber unvermeidbar auch Ängste, Aufregungen, Sorgen, Spannungen, Geiz, Ärger, Gier, Schwierigkeiten, Gefahren, Zweifel und Argwohn, und somit wird sein Organismus unter Nervosität und Krankheit zu leiden haben.

Durch das Üben des Kriya-Yoga gelingt es jedem Menschen, seine Gedankenwellen und sein Bewußtseinspotential in Wissen umzuwandeln, Wissen in Bewußtsein und Bewußtsein in Überbewußtsein. Das bedeutet, er zieht seine *manomayakośa* vom Steißbein- und Kreuzbeinzentrum zurück bis über das Nabelzentrum hinaus, um dort Überbewußtsein, Frieden, Trost und Freude in seinem Leben zu finden. Aus diesem Grund steht auch in dem oben zitierten Śloka: *manaḥ ... mokṣakāraṇam.* Wandelt man seinen Geist in Bewußtsein um, das dem Bereich oberhalb des Nabelzentrums entspricht, dann erkennt man, daß nicht das Ich der Handelnde ist. Man nimmt wahr, wie die Seele die Atemluft in die Lungen bzw. zum Herzzentrum einzieht. In den Yoga-Schriften heißt das Herzzentrum deshalb *vijñānamayakośa*.

Solange der Mensch noch ganz mit seinem sichtbaren Körper beschäftigt ist, glaubt er: »Ich atme ein.« Sobald er aber in die richtige Umgebung kommt, d.h. zu einem verwirklichten Guru, einem verwirklichten Kriya-Yoga-Lehrmeister, wird er lernen, daß ein toter Mensch nicht einatmen kann, sondern daß die supraelektronische Lebensenergie im Sauerstoff durch den inneren Körpermechanismus, die Seele, eingesogen wird. Und deshalb ist der Mensch am Leben.

Mit jeder Stimmung ändert sich die Atmung

Wenn der Durchschnittsmensch zu einem verwirklichten Kriya-Yogi kommt, so wird er von ihm lernen, was es mit seiner Atmung auf sich hat. Mit jeder Stimmung wechselt auch unsere Atemweise. Sind wir sexuell erregt, so schlägt unser Herz schneller und schneller wie wir schon gehört haben. Sind wir von Zorn erfüllt, so schlägt es noch schneller und wenn wir uns fürchten, schlägt es so schnell, daß wir an Herzversagen sterben können. Im Schlaf dagegen schlägt unser Herz ruhig und –

bedingt durch unsere Atemweise – es verschwinden Ängste und Gedanken. Der echte Kriya-Yogi lehrt seine Schüler, wie man durch diese richtige Atemweise äußerste Ruhe erlangt. Sobald der Schüler dann ruhig atmet, wie es der Kriya-Yoga vorschreibt, erreicht er den atmungslosen Zustand und das ist der Zustand der Unsterblichkeit. In diesem Augenblick ruhen Herz, Gehirn und Geist aus und der Übende wird dadurch handlungsfähiger und lebt ein längeres Leben.

Der menschliche Geist ist das Wichtigste im Menschen und er entsteht aus der Nahrungsenergie. Deshalb steht auch in der Bhagavadgita (6.17): *yuktāhāravihārasya yuktaceṣṭasya karmasu, yuktasvapnāvabodhasya yogo bhavati duḥkhahā*. Dies bedeutet, daß Mäßigkeit im Essen und im sexuellen Vergnügen und Mäßigkeit in der Arbeit und in der inneren Einkehr den menschlichen Geist beruhigt und ihn Gott erkennen läßt.

Die Geisteskraft ist äußerst schnell, schneller als Flugzeuge und Raketen. Mit dem Flugzeug kann man große Entfernungen in kürzester Zeit zurücklegen, unser Geist hingegen überwindet jede Entfernung in einem Augenblick. Ein einziger Satz kann einen Menschen überglücklich oder zutiefst traurig machen. Wenn wir z.B. ein Telegramm mit einer guten Nachricht erhalten, steigt sofort Freude in uns auf, ist es hingegen eine schlechte Nachricht, so ist unser Gemüt augenblicklich schmerzerfüllt. Auch wenn die Nachricht, daß jemand, der uns nahe steht, gestorben sei, falsch ist, so können wir bereits beim bloßen Hören dieser Nachricht ohnmächtig werden, weil unser menschliches Gemüt dies verursacht. Die Technik des Kriya-Yoga lehrt, wie es gelingt, den menschlichen Geist auszuschalten, wie man von Sorgen unberührt bleibt und frei vom Zwang zur Sinnesbefriedigung. Er lehrt den Wissenskörper anzuschalten und von Wissen zum Überbewußtsein zu gelangen.

Wie man den menschlichen Geist (Verstand und Gemüt) ausschaltet

Um den menschlichen Geist zu konzentrieren, bedarf es zweier Dinge: 1. einer guten Umgebung und 2. der Beseitigung aller Ablenkungen. Ein ruhiger Ort ist nicht immer zur Meditation notwendig. Übt man Kriya-Yoga, so ist es möglich, wo immer man sich auch befindet, seine Sinnes-Telefone abzuschalten und innere Stille zu finden.

Die Tätigkeit des Herzens und der Lunge wird durch die physiologischen Veränderungen der biologischen und biochemischen Natur verursacht. Gesteuert wird die Tätigkeit durch die Lebensenergie, d.h. den *prāṇa*, den elektrischen Strom in den sensomotorischen Nerven. Das Kraftwerk des *prāṇa* ist im Gehirn. Der Strom wird über das verlängerte Mark und die Gehirnnerven weitergeleitet, die die Energie zum Herzen, den Lungen und zum Zwerchfell transportieren, d.h. natürlich auch zu den anderen Körperteilen, den Geweben, den Zellen, den Molekülen, den Atomen.

Der grobstoffliche Körper denkt immer: »Ich bin alles in allem, der unsichtbare Körper bedeutet mir nichts.« Wenn aber der Mensch in eine göttliche Umgebung kommt, kann ihm der Lehrmeister seine körperliche und geistige Natur erklären. Er begreift, daß der Wissenskörper absolute Kontrolle über den menschlichen Geist besitzt. Und geführt von einem echten Kriya-Yogi lernt er, die körperlichen Kräfte durch die drei übergeordneten Fähigkeiten zu beherrschen. Diese sind: *dhāraṇā*, das Wahrnehmen der Seele und Entwickeln einer Vorstellung von ihr; *dhyāna*, der formlose Zustand oder *adhyātmāvasthā*, in dem es keinen menschlichen Geist, keinen Intellekt, kein Ich und keine Gedanken mehr gibt; und *samādhi*, das Aufgehen in der Seele. Dann vermag der Mensch wahrzunehmen, daß der unsichtbare Körper der wirkliche Herrscher über den sichtbaren Körper ist. Die geistigen Kräfte sind die Kraft der Seele, des unsichtbaren und wahren Ichs *(puruṣa)* und die körperlichen Kräfte sind die Kraft des sichtbaren und unwirklichen Ichs *(prakṛti)*. Auf diese Weise gelingt es einem Menschen unter Anleitung eines guten Lehrmeisters und durch Üben des Kriya-Yoga, Lungen und Herz zu beherrschen und seinen menschlichen Geist von der Außenwelt zurückzuziehen.

Was Kriya-Yoga zu geben vermag

Jeder Mensch beherrscht bis zu einem gewissen Grad Atmung und Lunge, aber sein Herz hat keiner unter Kontrolle. Indem er die Lungen allein durch die geistige Kraft der Kriya-Yoga-Technik beherrschen lernt, ohne dabei die Nase zuzuhalten und dem Herzen Beschwerden zu bereiten, gelingt es dem Menschen Schritt für Schritt, auch seine Muskeln, Gewebe, Moleküle und

Atome unter Kontrolle zu bekommen. Herzschlag und Atmung werden langsamer und schwächer. Dies hilft uns, alle Gedanken und Ängste aus dem menschlichen Bewußtsein und dem Gehirn abzuziehen und dort Gelassenheit einkehren zu lassen. Uns gelingt es, mit Hilfe der Kriya-Yoga-Technik Gehirn und Bewußtsein frei zu machen und zielstrebig und konzentriert zu handeln.

Kriya-Yoga gründet sich auf Physiologie, Psychologie, Astrologie und Philosophie. Seine Kraft ist ein großes Mysterium. Er mißt dem Weltlichen und dem Geistigen gleichermaßen Bedeutung bei. Kriya-Yoga befähigt uns, in allen Bereichen Erfolg zu haben. Er entwickelt uns in jeder Hinsicht. Auch demjenigen, der weiter in der Familie und im weltlichen Leben verbleibt, vermag er tiefsten inneren Frieden, Erholung und Göttlichkeit zu geben.

Die gewaltige Kraft, die in jedem von uns steckt, ist Gottes eigene Schöpfungskraft. Mit Hilfe dieser Kraft kann jeder Gott wahrnehmen, selbst in Sinnestäuschung, Verblendung und Irrtum. Der verwirklichte Meister vermag die *kuṇḍalinīśakti* (Schlangenkraft) im Verlaufe der Einweihung zu wecken. Dies heißt *śaktivat.* Der Schüler ist sich der Seele in ihm beständig gewahr. Diese Kraft macht uns für jedes Wissensgebiet fähig und erfolgreich und sie verleiht uns Feingefühl im täglichen Leben.

Das wissenschaftliche Prinzip der Technik erfüllt die Menschen mit Tatkraft und Gesundheit. Sie atmen genügend Sauerstoff ein und das bedeutet Nahrung für Gehirn, Lungen, Herz und den ganzen Organismus. Das unreine Blut wird durch den Sauerstoff gereinigt. Kriya-Yoga vermag sowohl einen kranken Geist als auch einen kranken Körper zu heilen. Nimmt der Körper Krankheitskeime auf, so ist er in der Lage sie auszuscheiden. Man wird kerngesund durch Kriya-Yoga. Kriya-Yoga gibt ein langes Leben, Frieden, Wohlstand, einen guten Ruf und Erlösung. Gebildete und Ungebildete, Männer und Frauen, Jungen und Mädchen über dreizehn, Reiche und Arme, Arbeitgeber und Arbeitnehmer, sie alle können den Kriya-Yoga üben, um dadurch Ausgeglichenheit, schnelle Auffassungsgabe, Schlagfertigkeit, Freundschaft, Zuneigung und Einigkeit zu erlangen. Die Ausgeglichenheit des Geistes wird von den Lungen, dem Herzen und durch tiefe Atemzüge gesteuert.

Unwissenheit und Wissen kommen beide aus dem Herzzentrum. Gelingt es uns nicht, unsere Atmung, Herz und Lungen zu steuern, so können wir unseren Gedankenwirrwarr im Gehirn nicht abstellen. Sind wir aber in der Lage, mittels Kriya-Yoga unsere Atmung zu beherrschen, so gelangen wir zur Göttlichkeit und erreichen *vijñānamayakośa.* Deshalb heißt das Herzzentrum auch *vijñānamayakośa.*

In den Yoga-Schriften steht: *»indriyāṇāṃ mano nātho manonāthas tu mārutaḥ, mārutasya layo nāthaḥ sa layo nādam āśritaḥ.«* Dies bedeutet, der Herrscher über unsere fünf Sinnes-Telefone ist der menschliche Geist und der Herrscher über den menschlichen Geist ist das tiefe Atmen. So können wir unser menschliches Bewußtseins-Zentrum aus und unser Wissens-Zentrum einschalten. Verstand und Gemüt vermitteln nur Unwissenheit. Verstand und Gemüt können nichts beurteilen, sie sind blind und erzeugen nur Verwirrung. Wissen dagegen führt zu innerer Ruhe und Vollkommenheit, Wissen führt uns aus der Dunkelheit zum Licht.

Wenn die Luft (Atmung) beherrscht wird, erreichen wir die Stufe der reinen Raumausdehnung. Verbleibt man darin, so hört man den göttlichen Ton, d.h. das Wort Gottes. Man erfährt die Wirklichkeit, die Leere und fühlt göttliche Schwingung im ganzen Universum. Rundum wird es überall hell und man steigt dabei vom Herzzentrum langsam aufwärts zum Vakuum, d.h. zum Halszentrum. Das Halszentrum ist die wahre Heimstatt des unsichtbaren Gottes, es wird *ānandamayakośa* genannt. Verweilt man mit Hilfe des Kriya-Yoga in diesem Zentrum, so fühlt man sich trotz strengster Pflichten und Bindungen frei von allen Fesseln.

In den Upanishaden steht: *»so 'kāmayata, bahu syāṃ prajāyeyeti.«* Es war Gottes Wunsch, viele zu werden (das heißt sich zu differenzieren). *»idaṃ sarvam asṛjata, yad idaṃ kiṃca, tat sṛṣṭvā, tat evānuprāviśat.«* Und als er all dieses geschaffen hatte, trat er in seine Schöpfung ein. Wie unbedeutend ein Ding auch immer sein mag, es ist Er.

Im Rückgrat gibt es sechs Zentren. Das sechste Zentrum wird *sat-cit-ānanda-svarūpa* genannt. Über diesem Zentrum befindet sich noch die Fontanelle *(sahasrārapadma),* angefüllt mit vollkommenem Urteilsvermögen. Mit Hilfe der Kriya-Yoga-Technik kann der Mensch in diesem Zentrum der Vernunft verbleiben, alle weltlichen Empfindungen, Gedanken und Ängste daraus entfernen und beständig in der Wahrnehmung der Einheit von sichtbarem und unsichtbarem Körper verweilen. Diese Stufe ist der *savikalpasamādhi* oder *samprajñātasamādhi,* d.h. der überbewußte *samādhi.* Danach kann der Mensch noch den *turīyasamādhi,* d.h. den *nirvikalpasamādhi* erreichen. Auf dieser Stufe verbleibt der Kriya-Yogi im göttlichen Sein.

Die fünf Luftarten

Im Universum gibt es kein Leben ohne Luft. Weder Pflanzen noch Tiere können ohne sie wachsen und gedeihen. Deshalb nennt man die Luft auch Lebensenergie. Die Luft ist Gottes zweite Schöpfung, sie ist unsichtbar. Der Himmel ist die erste Schöpfung Gottes, auch er ist unsichtbar. Aus dem Himmel (Vakuum bzw. Raumausdehnung) erklingt für uns der göttliche Ton, aus der Luft machen wir Berührungswahrnehmungen; beide sind ebenfalls unsichtbar.

Fünf Luftarten (Arten des *prāṇa*) durchströmen beständig unseren Rückenmarkskanal, und diese kann der Mensch, indem er sein Rückgrat magnetisiert, benutzen, um seine Lebensenergie in alles vollbringende und strahlende göttliche Kraft umzuwandeln. In den Schriften steht: *»āyur vāyur balaṃ vāyur vāyur dhātuḥ śarīriṇaḥ, vāyuḥ sarvam idaṃ viśaṃ vāyur hi pratyakṣaṃ devaḥ.«* *Āyur vāyuḥ* bedeutet, daß wir alle am Leben sind, weil wir atmen. *Balaṃ vāyuḥ* bedeutet, daß wir aus der Atemluft Sauerstoff gewinnen, weshalb das Blut nicht gerinnt und daraus gewinnt der Körper seine Stärke. *Vāyur dhātuḥ śarīriṇaḥ* bedeutet, daß kein Mensch überleben kann, ohne zu atmen. *Vāyuḥ sarvam idaṃ viśaṃ* bedeutet, daß wir wissen, die Luft ist überall um uns her vorhanden. *Vāyur hi pratyakṣaṃ devaḥ* bedeutet, daß aus diesem Grund die Luft die lebendige Kraft Gottes ist.

In den Yoga-Schriften werden vier Atmungsstadien des menschlichen Körpers genannt: 1. *pūraka,* die Einatmung, 2. *antarakumbhaka,* der im Innern angehaltene Atem nach der Einatmung, ohne dabei die Nase zu verschließen, 3. *recaka,* die Ausatmung bzw. der ausströmende Atem und 4. *bahirkumbhaka,* der außerhalb angehaltene Atem nach der Ausatmung, ohne dabei die Nase zu verschließen.

Ist der menschliche Geist beruhigt, kann man drei Erscheinungen wahrnehmen

In den Yoga-Schriften steht auch: »*pracchardaṇavidhāraṇābhyāṃ prāṇasya.*« Es bedeutet, daß wir tief ein- und ausatmen müssen, wenn wir den menschlichen Geist beruhigen wollen. Ist jemand fähig, dies unter Anleitung eines guten Kriya-Yoga-Lehrmeisters fünfzehn Minuten lang richtig zu üben, dann muß er drei göttliche Eigenschaften in sich wahrnehmen. Nach dieser Übung erreicht der Kriya-Yogi die nächste Stufe des Kriya, die *niścale niścalo bhavet* genannt wird. Dies bedeutet, er vergißt sein Körperbewußtsein, das Bewußtsein von der Welt und sein Persönlichkeitsbewußtsein. Zu diesem Zeitpunkt achtet er nicht mehr auf seine Atmung, er hat beinahe den atmungslosen Zustand erreicht, den Zustand der Unsterblichkeit. Auf dieser Stufe schlägt das Herz sehr langsam und kann somit ausruhen. Deshalb können die Menschen mit Hilfe dieses Kriya länger leben.

In diesem göttlichen Zustand erfährt der Mensch echte Reinigung: dies ist wahre Meditation. Der Mensch nimmt jetzt nur drei Dinge wahr: 1. Lichtglanz im gesamten Universum: Licht ist die dritte Schöpfung Gottes; 2. die Wahrnehmung einer schlangenähnlichen Bewegung vom hohen Himmel bis herunter zur Erde: dies ist das Gefühl des Alles-Durchdringenden, d.h. die Wahrnehmung der Bewegungen der Seele im grobstofflichen Körper; 3. den göttlichen Ton, den Om-Klang, kann man in einer seiner Variationen hören, als Donnerton, als Summen einer Hummel oder eines Moskitos, als Löwengebrüll, als Klang von Kirchenglocken oder eines Gonges, als Sturmesbrausen, als Geigen oder Flötenton, als Klang eines Muschelhorns oder manchmal auch als ein gleichzeitiges gemeinsames Erklingen der melodischen und harmonischen Töne.

Kabir, einer der großen Yogis, hat die Verfassung eines tief Meditierenden mit folgenden Worten beschrieben: »*ras gagan gupha mẽ ajar ihare bīn vāja jhamkār uṭhe yaha samajh pare yab dhyān dare*«, was heißt: »Ist ein Mönch im überbewußten Zustand versunken, dann rinnt süßer göttlicher Nektar aus der Fontanelle und er hört Geigen, Flöten und andere melodische Töne.«

Macht ein Kriya-Yogi die eigentliche Kriya-Übung, so wird sein ganzer Körper und sein Rückgrat magnetisiert, seine Lebensenergie in göttliche Energie umgewandelt und er fühlt eine gewaltige Kraft in sich bei allem, was er tut. Diese Technik verjüngt und erneuert seinen Körper, seinen Geist und seinen Verstand. Kabir sagte weiter: »*binu canda ujiyāre darase yaha tamham jyoti najar pāre.*« Übt jemand *jyotirmudrā*, die letzte Technik der Kriya-Meditation, so werden dabei die fünf Sinnes-Telefone nach innen ins Zentrum zurückgezogen und man sieht vor der Stirne mondähnliches, blaues oder auch weißes Licht. Wenn man dann anschließend wie Lahiri Baba mit gerunzelter Stirn dasitzt, kann man das göttliche Licht im ganzen Universum sehen. Das Licht ist die lebendige Gegenwart der Seele. In den Upanishaden steht mehrfach, daß das Feuer die wahre Seele und die Seele das wahre Feuer ist und Luft (Sauerstoff) die Lebenskraft der Seele. Stülpen wir ein Glas über eine brennende Kerze, so wird sie binnen kurzer Zeit erlöschen. Dasselbe gilt für das Seelenfeuer in unserem Schädel: die Lebensenergie in Form von Luft transportiert Sauerstoff und ermöglicht dem Seelenfeuer, im Körper zu brennen. Würden wir unseren Atem für fünf Minuten anhalten, so würde unser Feuer, d.h. unsere Seele, nicht im Körper bleiben.

Die wahre Bedeutung der Feuerzeremonie

Die Hindus bringen dem Feuer Opfergaben dar und vollziehen dabei eine Feuerzeremonie, die *agnihotra* heißt. Für die wahre Feuerzeremonie, an der die fünf Sinnes-Telefone nicht mehr mitarbeiten, benötigen wir keine materiellen Dinge, wie Holz, Butterfett usw. Der Sauerstoff, den wir einatmen und das göttliche Seelenfeuer in unserem Schädel reichen zur wahren Feuerzeremonie. Dies erkennt man, wenn man Kriya-Yoga übt.

Butterfett ist nur ein materieller Gegenstand. Das Gehirn und das menschliche Bewußtsein eines Yogi enthält viele materielle Wünsche und Begierden.

Der Yogi nimmt all diese Wünsche und Begierden und opfert sie dem unvergleichlichen Feuer. Zug um Zug verbrennen all die vergangenen und gegenwärtigen weltlichen Gedanken im Yogi restlos. Mit Liebe zieht der Yogi seinen Atem ein. Mit dessen Hilfe gelingt es ihm, alles Verlangen im geistigen Feuer innerhalb des Schädels zu verbrennen. Die Kraft Gottes im Yogi freut sich über dieses Opfer.

Dies ist zweifellos eine göttliche Feuerzeremonie. Der Yogi erreicht das Formlose, den gedankenfreien Zustand. Auch das Christentum lehrt den formlosen Zustand als das höchste Ziel meditativer Hinwendung zu Gott ebenso wie der Islam und der Hinduismus. Dies wird von Kriya-Yogis bewußt betont. Die Luft, der energiegeladene Strom, transportiert Sauerstoff durch unsere Nase und bringt ihn dem lebenden Feuer als Opfergabe dar.

Der Mensch sollte sich seiner Ein- und Ausatmung ständig bewußt sein, ist sie doch die lebende Kraft Gottes in ihm. So erreicht er fortwährende Befreiung, auch im Familienleben, in seinen weltlichen Handlungen. Kriya-Yoga macht den Menschen nicht faul, er macht ihm seine innewohnende Göttlichkeit ständig bewußt.

Um Gott zufriedenzustellen, bringen ihm die Hindus Feuerholz, Räucherstäbchen, Früchte und Blumen dar. Die Christen schmücken den Altar mit Blumen und zünden Kerzen an. Die Mohammedaner betreten die Moschee mit Räucherwerk und Wohlgerüchen, um Gott zu erfreuen. Die Kriya-Yogis dagegen überbringen ihm ihr Leben, d.h. sie gießen ihre Atmung in das Lebensfeuer der Seele, damit es nicht erlöscht. Unablässig opfert sich der Kriya-Yogi dem Feuer und wird mit immer größerer Demut gegenüber der Seele erfüllt, die nichts anderes ist als die Kraft Gottes. Lahiri Baba und Sri Yukteswarji sagten: »In jedem Menschen atmet die Kraft Gottes an einem Tag 25000mal ein. Ist jemand in der Lage, davon 1728 Atemzüge zu beobachten, wie sie von der Seele durch seine Nase gemacht werden, so kann er damit die Meditation von Jahren vollenden.«

Im Zentralnervensystem gibt es sieben Zentren und in jedem Zentrum zwei Lichter, eines für den grobstofflichen Körper und eines für die Seele. Verdient jemand Geld, so verdient er es durch das Steißbeinzentrum, weil dies das Geld-Zentrum ist. Dabei dort die Gegenwart der Seele zu fühlen, ist nur im Kriya-Yoga möglich. Bei allen Handlungen sieht man den wahrhaft Handelnden; deshalb leuchtet ein Licht für diesen und eines für die Handlung. Auch im Steißbeinzentrum, wenn man sexuelles Verlangen spürt, sollte man das Seelenlicht wahrnehmen. Denn ohne die Seele haben wir kein sexuelles Verlangen. Durch die Kriya-Yoga-Technik erkennen wir auch im Nabelzentrum zwei Lichter, eines ißt, das andere füttert. Ohne die Seele kann man die Nahrung nicht schmecken. Übt man Kriya-Yoga, so nimmt man die Nahrung zu sich und erkennt dabei, daß ohne die Seele der Geschmack der Nahrung nicht wahrnehmbar wäre. So kann man im Kriya-Yoga durch den Geschmackssinn dauerhafte Befreiung erreichen.

Auch im Herzzentrum sind zwei Lichter, eines zur Täuschung und eines, um uns von Täuschung zu befreien. Ohne die Seele ist keines von beiden möglich. Ebenso sind auch zwei Lichter im Halszentrum. Das Halszentrum ist das Vakuum-Zentrum und verursacht die Loslösung, so daß der Mensch in jedem Augenblick seine Funktionsfähigkeit verlieren kann. Die Seele ist im Freunde tätig, im Ehemann, in der Ehefrau, in den Kindern, aber im nächsten Augenblick kann sie ihre Tätigkeit auch einstellen. Jeder Mensch kann zu jeder Zeit sterben. Mit Hilfe des Kriya-Yoga fühlen wir beständig die mitfühlende Losgelöstheit der Seele in uns.

Auch im sechsten Zentrum, der medulla oblongata sind zwei Lichter. Eines dient dem biologischen, das andere dem psychologischen Empfinden. Fühlt jemand beides gleichzeitig, so erfährt er die Wahrheit in jeder Handlung, da er sich des wirklich Handelnden dabei bewußt ist. In diesem Bewußtsein kann er in der Welt handeln und fühlen, daß er der Nicht-Handelnde ist.

Im siebten Zentrum vermag der Mensch Bewußtsein in Überbewußtsein und Göttlichkeit zu transformieren. So wird er vom Bösen zum Guten, vom falschen Weg auf den richtigen geführt. Aus der Dunkelheit gelangt er zum Licht, aus Unwissenheit zum Wissen, aus falscher Vorstellung zum beständigen Bewußtsein der Seele. Die Kriya-Yoga-Technik verleiht wunderbare Kräfte, durch die der Mensch seine Unwissenheit zu tilgen und Göttlichkeit in allen Lebensäußerungen wahrzunehmen vermag.

In den Yoga-Schriften steht: *recakaṃ pūrakaṃ tyaktvā yat sukhād vāyudhāraṇam, prāṇāyāmo 'yam ity uktaḥ sa kevalam iti smṛtam.*« Das bedeutet, beim Üben der *mahāmudrā* entstehen tiefe Einatmung und lange Ausatmung. Danach wird man vollkommen ruhig und fühlt Göttlichkeit in allen Körperteilen. Zu diesem Zeitpunkt beachtet man die Atmung nicht mehr. Man erreicht nahezu den atmungslosen Zustand und das Herz schlägt sehr langsam. Dies besagt auch das Zitat: *»prāṇāyāmo 'yam ity uktaḥ«*, d.h. *prāṇāyāma* ist das wahre Zur-Ruhe-Kommen des *prāṇa* (*prāṇa* = Atem, *āyāma* = Ruhepause). *»Sa kevalam iti smṛtam.«* Erreicht man das vollkommene Ruhen des Atems, so wird dies *kevalakumbhaka* genannt und bedeutet das beständige Bewußtsein der Seele. Nur durch Üben des Kriya-Yoga gelingt es dem Menschen, auch in seinen weltlichen Tätigkeiten sich der Seele fortwährend bewußt zu sein.

Lahiri Baba hat uns mit seinem Leben ein Beispiel dafür gegeben; er führte weiter ein Familienleben und arbeitete im Büro. Und selbst dort nahm er andauernd wahr, wie die Seele durch ihn arbeitete.

In den *Jñānodaya*-Schriften steht: »*cittādisarvabhūteṣu brahma tenaikabhavanāt nirodhaḥ sarvavṛtīnāṃ prāṇāyāmaḥ sa ucyate.*« Dies bedeutet, daß *manas, buddhi, ahaṃkāra* in dem *citta* bleiben, sie aber nur durch die Kraft Gottes tätig werden. Wenn man erkennt, daß die Seele alle Stimmungen erzeugt, dann ist man ein wahrer *sādhaka.*

In den Veden wird erklärt, was Kriya-Yoga ist: »*tapaḥsvādhyāyeśvarapraṇidhānāni kriyāyogaḥ.*« (Yogasūtra 2.1). *Tapas* bezeichnet gemeinhin die Opfergabe, die man dem Feuer darbringt. Die metaphysische Bedeutung ist bereits zuvor erwähnt worden. Die Einatmung ist das Butterfett, die Seele das wahre Feuer. Somit opfert der Kriya-Yogi seine eingeatmete Luft, d.h. sein Leben, dem Seelenfeuer. *Svādhyāya* bedeutet ganz allgemein, Bücher wie die Mahabharata, die Bibel, die Gita, den Koran und die Brahma-Sutras zu lesen. Das sind die richtigen Bücher, die zur Selbsterkenntnis führen. Kriya-Yoga ist der praktische Teil aller Schriften. Die metaphysische Bedeutung des Begriffes *svādhyāya* erschließt sich bei der Untersuchung seiner Bestandteile *sva* und *adhyāya. Sva* bedeutet Seele, *su* einatmen, Einatmung ist gleichbedeutend mit Seele, die Seele ist wiederum nichts anderes als Er. *Adhyāya* bedeutet suchen, lernen, schulen. Schulung der Seele ist also wahrer *svādhyāya.* In jedem Menschen ist die Seele anwesend, damit die Seele gesucht wird. Dies mit Hilfe des Kriya-Yoga zu tun, sollte die Pflicht jedes Menschen sein. In all unseren Handlungen ist die Seele der wahre Handelnde. Die Seele in allen Handlungen zu suchen, ist also wahre *svādhyāya.*

In der Gita steht: »*na hi kaścit kṣaṇam api jātu tiṣṭhaty akarmakṛt.*« Kein Mensch kann auch nur für einen Augenblick untätig sein. Tätig werden kann der Mensch hingegen nicht ohne die Seele. Wenn der Mensch Ihn also beständig in seinem Gehirn, seinen Gedanken, seinem Verstand, seinem Wissen, seinem Bewußtsein und in seinem Überbewußtsein sucht, so ist dies wahrer *svādhyāya.* Das Studium der Seele ist *svādhyāya,* das Studium der Seelen-Schulung ist *svādhyāya,* Kriya-Yoga ist *svādhyāya* und das eigene Selbst zu studieren ist ebenfalls *svādhyāya.*

In *īśvarapraṇidhāna* bedeutet *praṇidhāna* »aufgehen in«. In dem Mahābhārata wird gesagt, daß der unsichtbare Gott sich in acht Stufen unterteilt, von denen *īśvara* die fünfte ist, zwischen Halszentrum und Hypophyse. *Īśvara* ist die Seele, die das ganze Universum durchdringt. Wie unbedeutend ein Ding auch immer sein mag, es ist Er. Meditiert man jedoch nicht sehr tief, so kann man diese Wahrheit nicht erkennen. Die Meditation des Kriya-Yoga ist eine metaphysische Meditation mit Hilfe von *tapas*, was so viel bedeutet wie: dem wahren Feuer Opfer darzubringen. Der Kriya-Yogi fühlt, daß alles im Universum verbrannt ist. Er spürt die göttliche Bewegung im gesamten Universum, sieht mit seinem inneren Auge, daß das göttliche Feuer das gesamte Universum erleuchtet, hört von überall her aus dem Universum süße göttliche Klänge und verweilt im Überbewußtsein. Dadurch wird der Yogi von tiefster Liebe, Achtung und Dankbarkeit gegenüber Gott erfüllt. Diese Liebe für Gott, *īśvarapraṇidhāna* genannt, ist sehr selten.

In den Schriften der *Vaiṣṇavas* findet man die Bezeichnung *bhaktiḥ parānuraktīśvare,* höchste Zuneigung für Gott. Kabir sagte in seiner Sprache: *»kāmihi nāri payāri lobhihi priye yimi dām timihi raghunātha nirantara lage mohe rāma.«* Das bedeutet, wie der frischverheiratete Mann seine Frau liebt und die frisch verheiratete Frau ihren Mann, wie der Geizige sein Geld liebt und der Trinker den Wein, so sollte man Gott lieben. Und dies kann man mit der Kriya-Yoga-Technik erreichen. Wer vollkommen sein Bewußtsein von der Welt verliert und im ganzen Körper göttliche Wahrnehmungen macht, das samprajnata samadhi (der bewußte *samādhi* bzw. der *svaguṇasamādhi*) und letztlich den *turīyasamādhi* erreicht, der fühlt tiefste Liebe für Gott und dies ist die wirkliche Stufe, auf der ein Kriya-Yogi im Unendlichen aufzugehen vermag.

Einige Hinweise zur Kriya-Yoga-Technik

siehe Diagramm »Wegweiser zur Meditation, Seite 8

Diejenige Kraft unseres grobstofflichen Körpers, die unsere durch die Sinne gegebene Täuschung *(delusion)* bewirkt, wird Kundalini genannt. Sie verläuft entlang der in Abb. 1 gezeichneten Energiepunkte oder Cakras innerhalb des Wirbelsäulenkanals. (Über die ebenfalls in Abb. 1 angegebenen Luft-Arten siehe Seite 85.)

Abb. 2 zeigt den Verlauf der Energiekräfte in geschlossenem Zustand. Die vier sog. *nāḍīs* sind Bänder (dynamisch miteinander verbundene Energie-Kräfte), wobei *iḍā* dem sympatischen, *piṅgalā* dem para-sympatischen Nervensystem entspricht. Die dritte *nāḍī* wird *bojra* genannt; sie steht für die endlose sexuelle Begierde, die vierte heißt *chitra* und befindet sich im Hals- bzw. Nackenzentrum. Wenn der Yoga-Übende den tiefsten Wunsch hat, in das 6. Zentrum hochzugehen, in die uns innewohnende

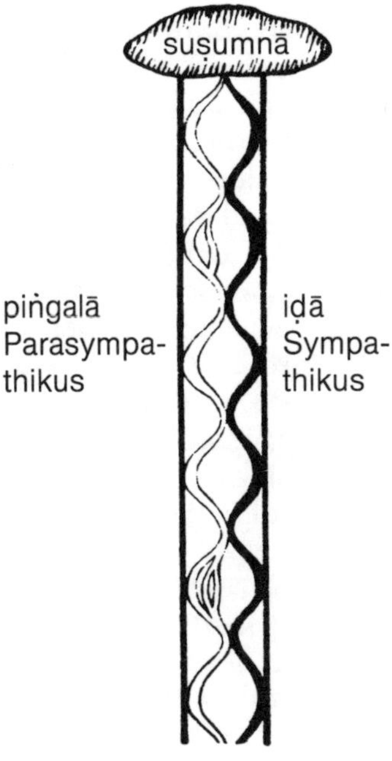

Abb. 2

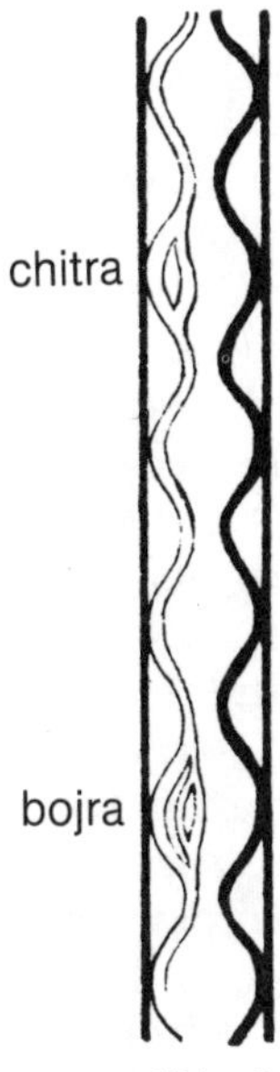

Abb. 3

Seele, auch Christuszentrum genannt, so erscheint irgendeine weltliche Verhaftung als Hemmung, die den in Andacht Versunkenen davon abhält, über das 5. Zentrum, das sog. Vakuum-Zentrum, hinauszugehen. Erst wenn es dem Übenden gelingt, über das 5. Zentrum hinauszukommen, ist es ihm möglich, in die Nähe der Seele, die im 6. Zentrum lokalisiert ist, zu gelangen. Nur durch *mantra*-Rezitieren, *japa, tantra,* Gebet oder geistige Gesänge, ist es nicht möglich, Selbst-Verwirklichung zu erreichen.

Der Schüler, der die 1. Kriya-Yoga-Technik übt, verbeugt sich siebenmal – in Übereinstimmung mit der durch die verwirklichten Kriya-Yoga-Meister weitergegebenen Tradition, die darüber hinaus lehrt, wie die Position der Zunge, der Augenbrauen, der Zähne und Lippen sein soll und in welcher Weise diese Verbeugungen zu machen sind. Durch diese Übung wird sich der geschlossene Rückenmarkskanal zunehmend öffnen, wie in Abb. 3 darzustellen versucht wird. In Ausübung dieser Technik wird der Andacht-Übende bereits einiger starker Empfindungen gewahr, die von den unteren Zentren zu den oberen gehen, und er wird etwas von der göttlichen Kraft spüren, die in seinem Kopf schwingt.

Bei der 2. Übung der Kriya-Yoga-Technik geben die Übenden zuerst Druck auf die rechte Seite und auf alle rechts liegenden Eingeweide, danach auf die linke Seite und alle links liegenden Eingeweide. Zuletzt auf beide Seiten und alle Eingeweide, einschließlich der Brust und der Schilddrüse. Dies bewahrt den Übenden vor vielerlei Krankheiten und darüber hinaus werden die nicht dem Willen unterstehenden Drüsen genügend Sekretion abgeben, was für das ganze organische System des Menschen notwendig und wesentlich ist. Auch die Sehschärfe, die Kraft des Vorhersehens und der Intuition entwickeln sich und nehmen zu. Der Rückenmarkskanal wird sich weiter öffnen. Diesen Vorgang nennt man die *kuṇḍalinī* erwecken. In diesem Stadium wird die Passage des Rückenmarkskanals wie ein hohles Rohr und der Übende kann ohne Schwierigkeit entdekken, daß die Seele oben im 6. Zentrum verbleibt, während er eine Arbeit verrichtet und danach eine andere. Denn der menschliche Körper arbeitet wie ein Instrument, aber ohne die Seele ist der Körper ein toter Körper, der nichts tun kann.

Beim Üben der 3. Kriya-Yoga-Technik werden Gedanken, Gemüt, Intellekt, Ich-Bewußtsein und auf die Welt bezogenes Bewußtsein transformiert in Wissen, Bewußtsein, kosmisches Be-

wußtsein und Weisheit. In diesem Stadium erfahren die schlechten Qualitäten des Übenden allmählich eine Wandlung. Jetzt kann die Kraft Gottes in jedem Zentrum wahrgenommen werden: Das unterste Zentrum beispielsweise (siehe Abb. 1) ist das Geld- oder Besitz-Zentrum, und die Andacht-Übenden können fühlen, daß durch die Kraft Gottes Geld verdient wird. Im 2. Zentrum von unten, dem Sexual-Zentrum, kann Gott auch während sexueller Aktivitäten wahrgenommen werden; hierdurch tritt eine Mäßigung der Begierde ein. Im dritten Zentrum, dem Nahrungs-Zentrum, kann gefühlt werden, daß Gott den Appetit gibt, daß die Kraft Gottes in uns ißt. Auf diese Weise befähigt uns Kriya-Yoga, Gott in jedem Gedanken und bei jeder Arbeit zu erkennen. Beim Üben dieser 3. Technik kann bei tiefer Ein- bzw. Ausatmung – ohne langes Anhalten des Atems – genügend Sauerstoff in das Gehirn gelangen, so daß die geistige Kraft zunehmen wird. Sauerstoff ist Gehirn-Nahrung. Als Folge davon wird sich das Gedächtnis verbessern, spontanes Verstehen von Situationen tritt ein und auch körperliche Leiden wie Thrombose oder Herzschwäche werden verhindert. Nach einiger Zeit der Übung wird sich das Gemüt beruhigen und in einen gleichmütigen Zustand übergehen. Unnötige Dinge können vermieden werden und jede Handlung, die man tut, wird in Liebe zu Gott getan und es wird erkannt, daß die Kraft Gottes dies alles bewerkstelligt.
Die 4. Kriya-Yoga-Technik befähigt dazu, die Kraft Gottes zu beobachten und die schlechten Einflüsse von Sternen und Planeten, die innerhalb der sechs Zentren beheimatet sind, zu unterbinden. Hier symbolisieren die 6 aufsteigenden *cakras* die 6 Sommermonate, genannt Sommersonnenwende, in absteigender Linie die 6 Wintermonate, die sog. Wintersonnenwende.
Bei der letzten Kriya-Yoga-Technik werden die Hände wie ein Kreuz vor den Körper gehalten und Druck auf die Schilddrüse gegeben. Dabei soll die Brust geweitet und die Zunge in aufgerollter Position gehalten werden, und in Übereinstimmung mit den Anweisungen des Meisters hält der Übende seine Lippen, Zähne und Finger an dem jeweils entsprechenden Platz. Dann wird lange und tief ein- und die Luft von den unteren zu den oberen Zentren hochgeatmet. Diese Übung wird verschiedene Male wiederholt und dient der Reinigung des Rückenmarkkanals und der Entfernung schlechter Gewohnheiten. Die Übenden kommen dadurch zur Ruhe und nehmen verschiedene göttliche Qualitäten wahr. In weiterführenden Übungen wird dann

nur noch ganz flach und fein geatmet. Schließlich werden die Übenden frei von der weltlichen Sinnenhaftigkeit und erreichen den atemlosen Zustand, der den wahren *prāṇāyāma* darstellt, die Ruhe des Herzens. In diesem Zustand erfährt der in Andacht Versunkene, daß sein kleiner Körper in Wirklichkeit ein unbegrenzter Körper ist. Er erkennt, daß der wahre Seelen-Körper allumfassend ist. In diesem Stadium fühlt man sich an der höchsten Stelle des hohen Himmels. Äußerste Ruhe wird empfunden und als göttlich erkannt. Man nennt dies auch »Überbewußtsein« oder »Mutter-Natur«. Während die körperliche Natur die Täuschung durch die Sinne hervorbringt, bewirkt das »Überbewußtsein« die Aufhebung der Täuschung. In diesem Stadium kann die Einheit mit Gott wahrgenommen und erlebt werden im sog. formlosen Zustand, der das letzte Ziel aller Religion ist. Nach diesem tiefgreifenden und verwandelnden Erlebnis erst wird es möglich, die Selbst-Verwirklichung als konstanten Zustand im täglichen Leben beizubehalten, während es bereits dem ernsthaft übenden Anfänger der Kriya-Yoga-Technik möglich ist, den Zustand der bewußten Wachsamkeit während seiner Tages-Aktivitäten zu bewahren.

Alle diese Übungen jedoch sind ohne die sachkundige Führung eines verwirklichten Meisters wirkungs- und nutzlos. Es können, im Gegenteil, sogar schlechte Wirkungen eintreten. So wenig wie eine Person durch das Studium von Büchern allein Chirurg werden kann, wenn sie nicht längere Zeit unter fachgerechter Führung Operationen praktiziert, so kann einer kein Meister der Seele werden, nur indem er Bücher studiert und aufs Geratewohl gewisse Übungen macht. Ein nicht ausgebildeter Doktor würde schlecht operieren und der Patient würde sterben. Wahre Führung ist also wesentliche Voraussetzung für die Übungen zur Selbst- und zur Gott-Verwirklichung. Der verwirklichte Meister zeichnet sich dadurch aus, daß er mit seiner Kraft göttlichen Ton, göttliches Licht und göttliche Schwingung sowie Liebe zu Gott in kurzer Zeit auf den Schüler übertragen kann. Bereits am Tage der Initiation wird der Schüler in 50 Körperteilen die göttliche Schwingung spüren und allmählich werden die Empfindungen des Gewahrwerdens der Selbst-Verwirklichung zunehmen.

V. Geschichte, Überlieferung und gegenwärtige Situation des Kriya-Yoga

Wann und wo auch immer die Religion im Niedergang ist und der Unglaube vorherrscht, manifestiert sich Gott als sein eigener Stellvertreter. In alten Zeiten fand die Religiosität oft ihren Ausdruck in religiösen Spielen, dogmatischen Ansichten, fanatischen Ideen, in Spekulation, Suggestion und Einbildung. Kurz, das echte Wissen über die Wahrheit, das mehr oder minder versteckt in jeder Religion gelehrt wird, wurde flach. So blieben die meisten Menschen fern vom Ziel, indem sie nur äußere Formen anbeteten und Formalitäten beachteten. Spiritualität kann nicht durch die fünf Sinnesorgane, sondern nur von der formlosen Seele erfahren werden. Menschen werden nicht geboren, um in diesem Zustand der Unwissenheit zu verbleiben, sie werden um der Höherentwicklung der Seele willen geboren. Aus diesem Grunde – um die Menschen aus dem Dunkel zum Licht, aus der Täuschung zur Ent-Täuschung, aus Unwissenheit zur Gottes-Verwirklichung zu führen, sandte Er Babaji-Maharaj. Er sandte ihn zu dem einzigen Zweck, die Menschheit eine Methode zu lehren für die gleichzeitige Entwicklung von Körper, Geist und Seele, eine Methode, die für alle Religionen fruchtbar und frei ist von allen Ritualen, sektiererischen Anschauungen und äußeren Formalitäten. Letztes Ziel dieser Technik ist es, das menschliche Bewußtsein über die menschliche Stufe hinauszuheben: über das Lesen, Singen und Beten hinaus, über die Empfindungen der fünf Sinnesorgane hinaus, über Gefühle, Gedanken, Spekulation, über Gemüt, Intellekt und Ego hinaus. Es war Babajis Auftrag, jedem Mann und jeder Frau zu ermöglichen, äußerste Stille zu erlangen und in dieser Stille die eigene Göttlichkeit zu erfahren. So erfüllte er letztlich die höchsten Ziele aller Religionen, da Kriya-Yoga ebenso zur *nirguṇa-* oder *abhakta*-Stufe der Hindus führt, als auch zum *nirvāṇa* der Buddhisten, zum formlosen Zustand und zur Erlösung der Christen. Daher macht er das Wesen aller Religiosität aus, weil der wahre Sucher Gott in sich selbst wahrnimmt, begreift und schließlich verwirklicht und ebenso überall, in jedem menschlichen Wesen, in jeder Form und jedem Stoff.

Babaji lehrte diese Technik nur einem einzigen Schüler: Shyamacharan Lahiri Mahasaya.

Er wählte einen Familienvater, um der ganzen Welt zu zeigen, daß Spiritualität nicht bedeutet, man müsse die weltlichen Verpflichtungen hinter sich lassen und in eine Einsiedelei in den Wald gehen oder in die Höhlen in den Bergen. Babaji wählte Lahiri Baba, um an einem lebendigen Beispiel zu zeigen und klar zu machen, daß Gottesverwirklichung sogar inmitten der weltlichen Pflichten eines Familienvaters erreicht werden kann – durch Erfüllung dieser Pflichten.

Es ist bedauerlich, daß immer wieder viele Personen in Indien sich als Babaji auszugeben versuchen, nur um Namen, Ruhm und Wohlstand zu erwerben. Und man muß weiter bedauern, inwieweit sie aufgrund blinden Glaubens durch Geld und Propaganda so vieler Menschen unterstützt werden. Nur, weil die Menge unfähig ist, zwischen falsch und echt zu unterscheiden, zwischen einem Betrüger und einem Heiligen. Aber das Maß, nach dem sie zu beurteilen sind, ist offensichtlich. Menschen, die seidene Kleider tragen, die die hinduistische Feuerzeremonie lehren oder andere Rituale und Mantras rezitieren oder andere äußerliche Praktiken ausführen, sind ungeeignet zu lehren, wie man den formlosen Zustand erreicht, das göttliche Licht sieht, den göttlichen Ton hört oder die göttliche Schwingung fühlt.

Wie könnten äußere Formen und Formalitäten zur höchsten Stufe der Gottes-Verwirklichung führen, die das einzige Ziel und der Inhalt der Lehren des wirklichen Babaji sind!

Die Ausbreitung des Kriya-Yoga in Indien

Der Kriya-Yoga wurde durch Lahiri Baba über ganz Indien verbreitet. Durch das Leben seiner Schüler wurde bewiesen, daß Kriya-Yoga eine höchst wirkungsvolle Technik darstellt. Ihre Lebensführung, ihr Betragen und ihre Handlungen zeigten lebendig die spirituellen Höhen, die sie mit Hilfe des Kriya-Yoga erreicht hatten.

Aber besonders jene, die er zur Initiation ermächtigt hatte, verpflichtete er dazu, ein höchst spirituelles Leben zu führen, wie es in der Bhagavadgita beschrieben steht (Kap. 2, Vers 54–70; Kap. 6, Vers 17; Kap. 16, Vers 10–21). Kein Fisch, kein Fleisch, keine berauschenden Getränke oder Drogen ließ er zu, da durch das Üben der Kriya Drogen, Rauchwaren und weltliche Rauschmittel nutzlos werden, sobald der göttliche Rausch kommt. In jedem Fall mußten die Regeln des Familienlebens und des Mönchslebens hundertprozentig beachtet werden. Er unterwies sie darin, der Gesellschaft mit ihrem Leben ein Beispiel zu geben. Daher war es undenkbar, daß ein *brahmacārin* oder ein *svāmin* heiraten konnten.

Alle, die Lehrer des Kriya-Yoga wurden, mußten sich einfach kleiden und Maß zeigen in ihren Ausgaben und Vergnügungen. Ihr Leben mußte ein göttliches Leben sein, da andere Seelen von Ihnen Göttlichkeit lernen sollten. Denn nur jene bleiben fest in Gott, die fähig sind, ihre Sinne zu kontrollieren, die in Vergnügen und Schmerz nicht verwirrt sind und die ihre Aufmerksamkeit nicht in äußeren Attraktionen zersplittern.

Einige von Lahiri Babas bekanntesten Schülern lernen wir kennen, wenn wir die »Autobiographie eines Yogi« von Paramahansa Yogananda lesen. Aber nicht annähernd alle seiner wichtigen und verwirklichten Schüler sind dort genannt. Inzwischen ist die Zahl der lebenden Kriya-Yogis in Indien und im Westen so groß geworden, daß es unmöglich ist, sie namentlich hier aufzuzählen.

Gegenwärtig existieren mehr als 60 Kriya-Yoga Ashrams in Indien. Sie alle wirken als Zentren, um die Botschaft des Kriya-Yoga, wie er von Babaji und Lahiri Baba gelehrt wurde, auszubreiten und zu bewahren.

VI. Begegnung mit zwei großen Meistern

Nach einer Schilderung von Swamiji

Es gab damals noch keine Zugverbindung nach Puri, aber Sri Yukteswar war schon ein paarmal nach Puri gekommen, um Lord *jagannātha**) zu besuchen. Sri Yukteswar war der unmittelbare Schüler von Lahiri Mahasaya, einem der ganz großen Yogis Indiens. Als *sādhaka* (Yoga-Ausübender) war Sri Yukteswar weit fortgeschritten. Dabei hatte er das höchste spirituelle Stadium bereits mitten im alltäglichen Leben eines Hausvaters erreicht. Darüber hinaus war er ein vielseitiges Genie und verfügte über ungeheuere Kenntnisse in Astrologie, Handlesekunst und den alten Schriften Indiens.

Da Sri Yukteswar ein frommer und spiritueller Mann war, zog er viele gelehrte Brahmanen nach Puri und diskutierte mit ihnen die physische, mentale und geistige Entwicklung der Bevölkerung des Distrikts Orissa, die diese durch die beständigen Yoga-Übungen gemacht hatte.

Er wählte Puri als den geeignetsten Platz für ein Yoga-Institut aus wegen seines fruchtbaren geistigen Klimas. In Übereinstimmung mit den glüklichen Vorzeichen des *mahāviṣuva saṃkranti* (22. März) errichtete er im Jahr 1903 einen Ashram nahe am Meerufer und nannte ihn »Karar-Ashram«. Den *mahāviṣuva-saṃkranti* hatte er speziell deshalb gewählt, da dies der Termin der Tag- und Nachtgleiche ist, wo Tag und Nacht ganz im Gleichgewicht stehen. Diese Art der gleichmäßigen Zweiteilung gibt es zweimal im Jahr, einmal am 22. März, das andere Mal am 25. September. An diesem Tag sind auch Wärme und Kälte im Gleichgewicht.

Im menschlichen Leben werden Sorgen, Leiden und Frustrationen mit Kälte symbolisiert, während Stolz, Unverschämtheit und Egoismus für die Hitze stehen. Der Mensch kann Göttlich-

---

*) Herr des Universums, dem ein großer Tempel geweiht ist.

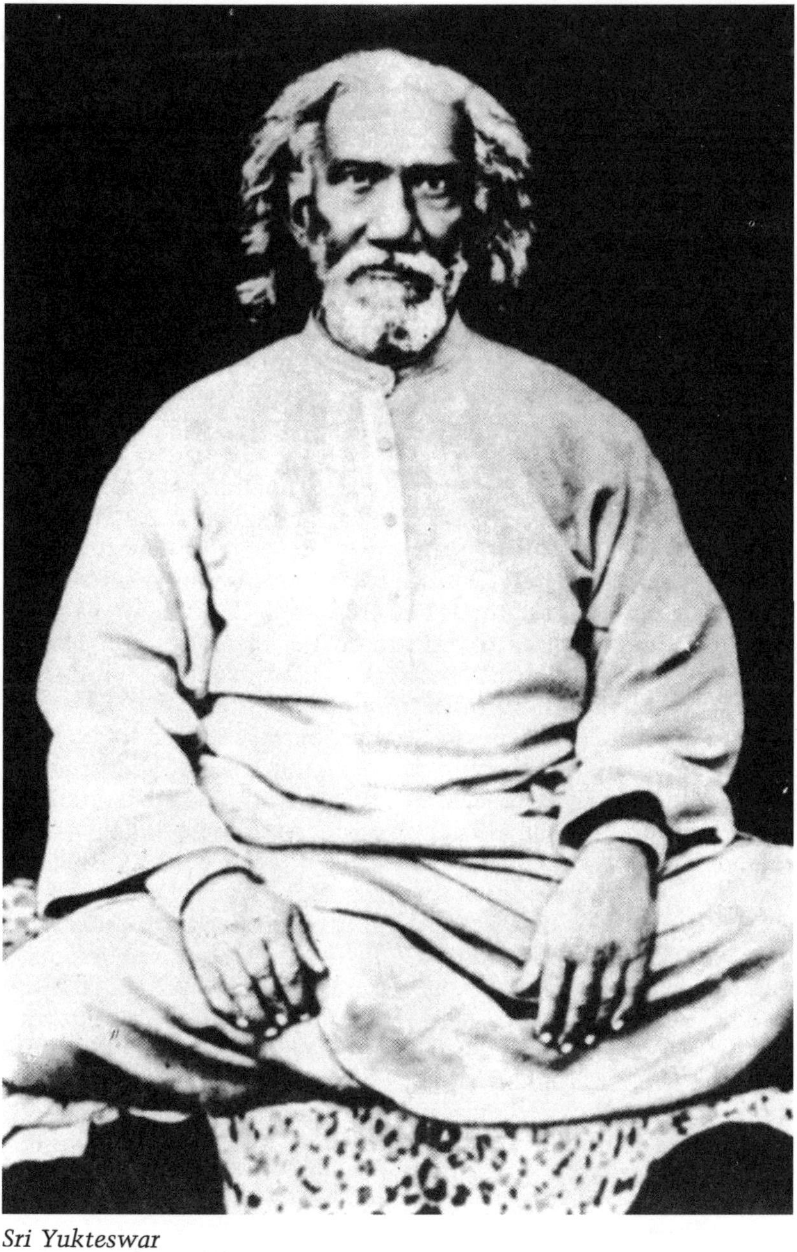

Sri Yukteswar

keit nur erreichen, wenn er diese zwei Zustände in Harmonie miteinander bringt. *viṣuva-saṃkranti* steht also für dieses Gleichgewicht und deshalb arrangierte Sri Yukteswar religiöse Zusammenkünfte jedes Jahr an diesem Tag.

Der Karar-Ashram in Puri ist im Laufe der Zeit zu einem der bedeutendsten Zentren der Welt für die Pflege und Ausbreitung des Kriya-Yoga geworden. Von hier hat Yogananda, der große Schüler von Sri Yukteswar seine Inspiration empfangen, als er in den Westen ging, um den Kriya-Yoga zu lehren. Sri Yukteswar ist an diesem Ort in sein *mahāsamādhi* eingetreten.

Lange vor seinem mahasamadhi schon war Sri Yukteswar in Sorge darüber gewesen, wem er die Verantwortung für die Führung des Ashrams übertragen könne. Da er Yoganandas Interesse für den Westen entdeckt hatte, hatte er ihn bereits 1920 dorthin ziehen lassen.

1932 kam ich zum ersten Mal mit Sri Yukteswar in Kontakt und wurde von ihm in den Kriya-Yoga eingeweiht. Er las etwas aus meinen Handlinien und – wie sich zeigte – hatte meine Erscheinung als junger *brahmacārin* und meine Kenntnis der Schriften ihn sehr für mich eingenommen. Es schien, als ob er den Wunsch gehabt hätte, mich zum Verwalter des Ashrams zu machen. Dieser Eindruck verstärkte sich im Jahr 1934, als ich ihn in seinem Ashram in Serampur in Westbengalen besuchte. Nachdem er mein Horoskop studiert hatte, sagte er voraus, daß ich dazu bestimmt sei, ein *saṃnyāsin* (ein Entsagender) zu werden, kein *saṃsārin.* Er sagte mir wiederum: »Du siehst, ich bin alt geworden. Ich habe Einblick in die Astrologie*), daher weiß ich, daß mein Körper nicht mehr lange leben wird. Puri ist ein heiliger Ort, du bist der Sohn eines Brahmanen. Du hast einen göttlichen Körper und den großen Schatz geistiger Gesundheit. Ich wünsche von Herzen, daß du in der Obhut des Ashrams bleibst. Ich bin auch voll überzeugt davon, daß eben du ein Erbe meiner geistigen Energie sein wirst und sie über Orissa ausbreiten wirst.« Ich erwiderte: »Du bist die Verkörperung des Wissens der Weitsichtigkeit und ein großer Meister der spirituellen Praxis. Dein Wunsch kann niemals unerfüllt bleiben, aber ich bin erst 24 Jahre alt und muß noch viel durch *sādhanā**) erreichen.«

---

*) Gemeint ist die kosmische Astrologie, die in der Wirbelsäule manifestiert ist und die Sri Yukteswar später an seinen Schüler weitergegeben hat. Swami Hariharananda hat diese wiederum seinem Schüler Shankarananda vermittelt.

Sri Yukteswar verließ seinen Körper im Jahr 1936, aber viele Menschen sollen ihn, auch noch nach seinem Tod, in seinem grobstofflichen Körper gesehen haben. Auch mir wurde das große Glück zuteil, ihn in körperlicher Erscheinung einmal – Ende des Jahres 1938 – zu sehen. In dieser besonderen Nacht sah ich ihn auch im Traum wieder und wurde angewiesen, mich im Ashram anzusiedeln.

Bereits früher, 1935, hatte ich auf Vorschlag von Sri Yukteswar meine Einweihung in den 2. Kriya von Yogananda erhalten. Und im Jahr 1951 autorisierte mich Yogananda, die Kriya an interessierte Schüler weiterzugeben.

Paramahansa Yogananda wurde zu einem äußerst kritischen Zeitpunkt geboren. Die politische Szene in Indien war sehr turbulent und die Religion hatte für viele Menschen ihre Bedeutung verloren. Der große indische Yogi Shyamacharan Lahiri, volkstümlich Lahiri Mahasaya genannt, sagte seinem geliebten Schüler Bhagavati Charan Ghose, daß ihm ein göttliches Kind geboren würde in Gestalt einer Inkarnation. Dieses göttliche Kind wurde auf indischer Erde am 5. Januar 1893 geboren und war von ungewöhnlich lieblichem Aussehen. Anders als die meisten Yogis Indiens, wurde Yogananda in eine reiche Familie hineingeboren und er lebte auch zeit seines Lebens im Wohlstand. Aber dies hielt ihn nicht ab vom Ideal seines selbstgewählten Opfers. Von ihm ging ein übermenschliches Licht aus.

Er war ganz davon durchdrungen für Gott zu zeugen und er praktizierte Yoga schon von frühester Kindheit an. In verhältnismäßig jungen Jahren bekam er die Einweihung in den Kriya-Yoga von Sri Yukteswar. Während seiner Studienzeit waren seine Mitstudenten erstaunt über die ungeheuere Kraft seiner geistigen Übungen, und sein Guru Yukteswar entwickelte eine große Vorliebe für ihn. Durch die Führung seines Guru bestand er erfolgreich sein BA-Examen, nachdem er insgesamt nur vier Monate ernsthaft studiert hatte, und er machte solche Fortschritte, daß er im folgenden Jahr bereits in die westlichen Länder reisen konnte, um dort die Grundlagen des Kriya-Yoga zu verbreiten.

Vivekananda, einer der höchstvollendeten spirituellen Vertreter Indiens, hat gesagt, daß er, Vivekananda, in die westliche Welt gekommen sei, um die Grundlagen des Spiritualismus zu legen und daß nach ihm ein anderer großer Yogi kommen werde, der eine Versöhnung zwischen allen Religionen herbeiführen und die indische Vedanta-Kultur und seine Yoga-Praktiken im Westen bekanntmachen würde. Diese Voraussage hat sich erfüllt.

Auf Geheiß Gottes kam der große Yogi und geistige Führer Indiens, Paramahansa Yogananda, als ein Lehrer für die ganze Welt. Er war unvergleichlich: In ihm waren die ungeheuere Handlungsbereitschaft Vivekanandas, die Weisheit Shankaras und die göttliche Liebe Mahaprabhu Chaitanyas vereint. An verschiedenen Orten der Welt richtete er Ashrams ein und machte sie unabhängig. Etwa 100000 Menschen hatten das Glück, von ihm in den Kriya-Yoga eingeweiht zu werden. Alle übrigen geistig hochrangigen Yogis Indiens – außer Vivekananda – beschränkten ihre Tätigkeit auf Indien. Yogananda indessen lehrte die Yoga-Prinzipien, die die Essenz der Hindu-Kultur bilden, jedem, der mit ihm in Kontakt kam, in den verschiedensten Teilen der Welt, ungeachtet des sozialen Standes, der Religion – und stellte so ein allgemeines Band geistiger Bruderschaft her. Es ist keine Übertreibung, wenn wir ihn eine der höchsten vollendeten Seelen seiner Zeit nennen.

Die Bedeutung der Kriya-Yoga-Technik, wie wir sie aus unserer Guru-Linie kennen, liegt darin, daß sie eine gleichzeitige Entwicklung von Körper, Geist und Seele bewirkt. Das ist auch die wahre Bedeutung von *sarvodaya* oder dem Wohlergehen aller, wie es Mahatma Gandhi verstanden hat.

1935 lernte Mahatma Gandhi, der größte politische Führer Indiens, Paramahansa Yogananda in Wardha kennen und war so beeindruckt von ihm, daß er sich von ihm in den Kriya-Yoga einweihen ließ. Gandhi erkannte die Wichtigkeit von *sarvodaya* und hielt sie für die ursprüngliche Motivation zu all seinen Bemühungen in seinem Leben.

Was meine eigene Bekanntschaft mit Paramahansa Yogananda betrifft, so hatte ich gehört, daß er sich jederzeit in den *samādhi*-Zustand versetzen konnte. Dies hatte mich neugierig gemacht und so traf ich ihn 1935 während seines Aufenthalts in Kalkutta. Damals war ich bereits von Sri Yukteswar, dem Guru Yoganandas, eingeweiht und übte regelmäßig. Paramahansaji sagte mir, daß vom Erkennen allein ich nicht die Kraft entwikkeln noch die Erfüllung meines Lebenswunsches erleben könne. Ich erwiderte, daß ich gerne selbst die Erfahrung seiner spirituellen Übungen machen und von ihm die fortgeschrittene Technik der höheren Formen des Kriya-Yoga lernen wolle. Darauf fragte mich Paramahansaji, wie viele Stunden ich bereit sei, für geistige Übungen zu opfern. Und ich gab die Antwort, daß dies für mich keine Sache von Stunden, Tagen oder Jahren sei. Um die Verbindung zu einer solch großen Kraft zu erringen, sei ich darauf vorbereitet, das ganze Leben in einer Einsiedelei zu verbringen. Auch hätte ich ein Gelübde getan, mich zu diesem Zweck lebenslang dem Dienen und der Hingabe zu widmen.

Paramahansaji war zufrieden und nahm mich in einen anderen Raum mit, setzte sich in Meditation und erreichte in kurzer Zeit das *samādhi*-Stadium. Ich war von Staunen überwältigt zu sehen, daß sein ganzer Körper von göttlichem Licht erleuchtet war, ohne Herzschlag und Puls. Als nach etwa einer halben Stunde seine normale physische Verfassung allmählich wieder hergestellt war, verbeugte ich mich vor ihm mit aller Hingabe und Liebe. Ich wünschte mir geistige Einweihung von ihm und er erfüllte meinen Wunsch mit aller Freundlichkeit und Sympathie. Als ich ihn fragte, welche Dinge ich zur Einweihungszeremonie mitbringen solle, erwiderte er lächelnd, daß die Gabe der Liebe aus vollem Herzen das beste Angebot für den Guru sei.

Am nächsten Tag, nach der Einweihung, umarmte er mich. Bei seiner liebenden und übermenschlichen Berührung erfuhr ich göttliche Schwingung und ein beseligendes Gefühl. Bei anderer Gelegenheit berührte er meinen Kopf und sagte mir, daß ich eines Tages die höchste Kraft in mir erwecken und das überbewußte Stadium erreichen würde. Heute kann ich die Wahrheit dieser profunden Prophezeiung erkennen. Die inspirierenden Worte und das göttliche Verhalten Paramahansajis stehen immer noch lebendig in meinem Gedächtnis und werden immer ein ebenso frischer wie dauernder Schatz für mich sein.

VII. Vorträge und Gespräche

Wisse, was Du gewinnen kannst

Rundfunkansprache, gehalten in Washington D. C., 1975

Ich bete zu Gott und den Gurus, durch meinen Mund zu sprechen, und ich werde versuchen, auf Euere Fragen klare Antworten zu geben. Zuerst möchte ich mich vor Gott dem Vater, Gott dem Sohn und Gott dem Heiligen Geist verbeugen, vor Moses, Allah, Mohammed, Krishna und Shiva. Alle repräsentieren nur den einen Gott. Ich verbeuge mich auch vor meinen vier Gurus: Paramahansa Yogananda, Sri Yukteswar, Lahiri Mahasaya und Babaji, denn er, Babaji Maharaj, hat uns die Botschaft des Kriya-Yoga überbracht. Er hat diese Technik auf der ganzen Welt nur an Lahiri Baba übergeben, damit sie dieser ausschließlich an seine getreuen Jünger weitergibt.

Sie alle kennen die Definition von Gott. Er ist alldurchdringend, allgegenwärtig, allwissend und allmächtig. Er ist überall. Ich möchte mich deshalb auch vor all jenen verbeugen, die in diesem Hörsaal versammelt sind, weil ich die unsichtbare Seele verehre, die in Ihnen wohnt. Ich verbeuge mich ebenso vor allen Rundfunkhörern und auch vor all jenen, die nicht zuhören, denn der Allgegenwärtige wohnt in jedem einzelnen.

Sie wissen, daß viele Mönche und Heilige aus verschiedenen Gegenden der Welt kommen. Deren Lehren sollten Sie eingehend studieren, um all das Gute darin aufzunehmen und auf Ihr Leben anzuwenden. In den *Śāstras,* den heiligen Hinduschriften, heißt es: »Es gibt Millionen von religiösen Büchern, Millionen von Yoga-Büchern und Millionen von Mönchen auf der Welt. Aber unsere Lebenszeit ist sehr begrenzt. Wir wissen nicht, wann wir sterben werden. Im Leben haben wir viele Schwierigkeiten, Probleme, Ängste, Hochs und Tiefs und allerlei Begrenzungen. Trotzdem, sagen die Schriften, müssen wir im Leben den Zustand gewinnen, der das Wesen der Religion ausmacht: Das

Überbewußtsein, die im ganzen Körper erlebte Göttlichkeit, die unsichtbar in jedem vorhanden ist.« Und das ist Kriya-Yoga.

Hören Sie nicht auf das, was andere über mich sagen oder denken mögen, sehen Sie vielmehr, was Sie von Hariharananda gewinnen können: nämlich die Wahrnehmung des Wesentlichen der Wahrheit des unsichtbaren Gottes, der zu jeder Zeit in Ihnen, in Ihrem Familienleben und in all Ihren Unternehmungen gegenwärtig ist.

In der Bhagavadgita sagt Lord *Krishna* zu *Arjuna*: »Wann immer der *dharma* vergessen ist und die Ungerechtigkeit triumphiert, komme ich wieder auf die Welt. Ich inkarniere mich, um das Gute zu befreien, das Böse zu zerstören und das Reich der Gerechtigkeit zu errichten« (IV, 7–8). So können wir sehen, wie alle 400 bis 500 Jahre ein großer Meister in unser Universum kommt, um neue Impulse zu geben. In diesem glückverheißenden Augenblick, dem wissenschaftlichen Zeitalter, wie steht es da mitten in einer Welt des Materialismus und der Befriedigung von Gier und vergänglichen Freuden mit Ihrer Inspiration und mit Ihrer Gottesverwirklichung? Aus diesem Grund kamen Babaji und Lahiri Baba zu uns.

Babaji befand sich in den hohen Bergen von Ranikhet. Lahiri Baba seinerseits machte sich aus eigenem Entschluß auf den Weg durch den Dschungel in die hohen Berge. Als er so dahinschritt, hörte er plötzlich, wie ihn jemand mit lauter Stimme rief: »Shyamacharan Lahiri!« Er war sehr erstaunt und spitzte seine Ohren: »Wer ruft mich mitten im Dschungel?« Lahiri Baba ging weiter in Richtung auf die Stimme zu und erblickte einen Mönch. Er ging auf den Mönch zu und verbeugte sich vor ihm. Der Mönch berührte ihn und sagte: »Hast du mich erkannt?«

»Ja, ich habe dich erkannt.« Er berührte die Füße des Mönchs und fügte hinzu: »Du warst mein Guru in einem früheren Leben.« Der Mönch sagte zu ihm: »Ich habe auf dich gewartet, komm jetzt. Du hast viele Jahre lang die Technik des Kriya-Yoga praktiziert und mußt sie jetzt in der Welt verbreiten. Ich habe dich hierher gebracht, aber du kannst hier nicht bleiben. Nach einigen Tagen mußt du wieder zurückkehren.«

Lahiri Baba empfing alle Techniken, und Babaji sagte zu ihm: »Verbreite diese wissenschaftliche Technik in ganz Indien. Deine Schüler werden in die ganze Welt hinausgehen und diese Botschaft allen bekannt machen.«

Deshalb werde ich jetzt zu Ihnen über Kriya-Yoga sprechen. *»kriyā«* ist aus zwei Wörtern zusammengesetzt: *»kṛ«* bedeutet

»Tun«. Erledigen Sie von morgens bis abends Ihre täglichen Pflichten. Tun Sie Ihre Arbeit. *»yā«* bedeutet *»Gott«*, der Unsichtbare, der jedem sichtbaren Körper innewohnt. Er tut die Arbeit, nicht Sie. Er inspiriert Sie, Er treibt Sie an. Sie handeln durch die Kraft Gottes, des Unsichtbaren, Formlosen. Was immer die Leute von morgens bis abends tun, geschieht durch die Kraft Gottes.

Ähnlich, wie wir nicht über Elektrizität verfügen können, wenn sie nicht vom Kraftwerk erzeugt worden ist, können wir weder sprechen, noch sehen, noch hören oder arbeiten ohne Gott. Das ist Kriya. Das gilt nicht nur für den Mönch, sondern ebenso für den Familienvater. Und auch nicht nur für ihn, sondern für die gesamte Menschheit. Was ist nun Yoga? Yoga ist Vereinigung, Eintauchen, Verbindung. Die Vereinigung zwischen dem grobstofflichen und dem unsichtbaren Körper kann erreicht werden durch die Ausübung von Kriya-Yoga und das dadurch gewonnene Seinsbewußtsein.

Diese Kriya-Yoga-Technik beruht auf tiefer Einatmung. Es ist die leichteste, einfachste und beste Grundlage, denn Sie atmen ohnehin ständig ein. Nachts, wenn Sie schlafen, pflegen Sie unwillkürlich die tiefe Atmung, und Ihr Geist wird dabei erfrischt. Halten Sie Ihren Atem für einen Moment an, solange es Ihnen bequem ist. Wenn Sie dann unter der Anleitung eines selbstverwirklichten Guru Ihre Aufmerksamkeit auf irgendeinen Punkt fixieren, werden Sie feststellen, daß Sie ganz automatisch einen Zustand innerer Ruhe erreichen. Unser Mangel an Ruhe hat seinen Ursprung in unseren Sinnen, unserem Geist, unseren nach außen gerichteten Gedanken. Deshalb heißt es in den heiligen Hinduschriften: »Herr der fünf Sinne ist der Geist, Herr des Geistes ist der Atem.« Die Kontrolle des Geistes führt über die Kontrolle des Atems. Wer atmet nun letzten Endes? Etwa der Mensch? Keineswegs! Jener Unbekannte, Unsichtbare wohnt ungesehen und formlos im sichtbaren Körper. Er ist es, der atmet. Er ist es, der uns allen Atem gibt. Solange wir nicht innerlich zur Ruhe kommen und gelassen werden, können wir Gott nicht verwirklichen.

In allen Regionen, im Christentum, im Hinduismus, im Islam, im Buddhismus, heißt es, wie im Kriya-Yoga, daß man seine fünf Sinne nach innen richten und tief in sich hineingehen muß, bis man an den Punkt kommt, wo Er sieht und hört, wo Er atmet, wo Er spricht. Durch die Kriya-Yoga-Technik, die auf Tiefatmung aufgebaut ist, wird dies erreicht.

Sie brauchen dafür nicht viel Zeit aufzuwenden. Fünfzehn Minuten genügen. Atmen Sie tief ein und fixieren Sie Ihre Aufmerksamkeit auf einen Punkt im Kopf, etwa zwischen Fontanelle und Hypophyse. Wenn Sie das täglich üben, werden Sie innere Ruhe erreichen, und mehr als das. Die Tiefatmung erweckt die ganze Energie, die latent in der Wirbelsäule vorhanden ist, vom Steißbein bis in die Hirnrinde. Die Wirbelsäule wird so zu einer leeren Röhre, durch welche die frei zirkulierende Energie alle niederen Neigungen, Instinkte und Wünsche reinigt und überwindet.

Indem Sie die Wirbelsäule magnetisieren, können Sie Ihre Vitalkraft in strahlende, alles-verzehrende göttliche Kraft umwandeln.

Unser Körper ist wie eine Kugel; die Menschen auf der ganzen Welt sind um das Wohl dieser Körper-Kugel sehr besorgt. Sie streben nach Reichtum, nach Macht über andere und nach Sinnesfreuden, und sie vergessen darüber ganz, daß diese Körper-Kugel durch göttliches Licht erleuchtet wird. Wenn Sie ins Kino gehen, so sehen Sie auf der Leinwand zuerst einmal Licht. In diesem Licht sehen Sie dann Bilder und Sie freuen sich an diesem Spiel. Sie denken dabei gar nicht daran, daß da oben ein Filmvorführer sitzt, der das Licht projiziert, und ohne den wir den Film gar nicht sehen könnten. Ähnlich ist auch Licht in jedem menschlichen Körper. Jesus sagte deshalb: »Wenn dein Auge einfach ist, wird dein ganzer Körper voll Licht sein.« Er ist das Licht des Körpers! Überall ist Licht. Wir fühlen es nicht. Um es zu fühlen, brauchen wir die Kriya-Yoga-Technik. Wenn Sie Kriya üben, werden Sie bald bestätigen können, daß alle Teile des Körpers eine unsichtbare Entsprechung haben, und Sie werden auch gewahr werden, daß dieses Unsichtbare alle Handlungen bewirkt. Wenn Sie diesen Zustand erreicht haben, wird es Ihnen möglich sein, innere Ruhe, Freude und Seligkeit zu erfahren. Es ist unser Geburtsrecht, unsere wahre Natur, die wir verwirklichen müssen, denn das Göttliche, Gott, der Schatz der Glückseligkeit, wohnt in uns.

Wenn Sie ausdauernd üben, werden Sie gute Gesundheit, hohe Leistungsfähigkeit und Kreativität bei Ihrer Arbeit erreichen und Sie werden in der Lage sein, die Gotteserfahrung sowohl bei Ihren weltlichen Betätigungen als auch in Ihrem geistigen Leben zu erreichen, denn Ihr Bewußtsein wird im dritten Energiekreis, im oberen Teil des Gehirns verweilen. Ich möchte andere Arten von Yoga dadurch weder in Frage stellen noch abwerten. Alle sind gut. Mit *haṭhayoga* erlangen Sie gute Gesundheit und physische Ausgeglichenheit durch *āsanas*, aber nicht die geistige Verwirklichung. Früher haben die *ṛṣis* das Volk gelehrt, vom Herzzentrum zur Hypophyse hinauf zu atmen. So war es automatisch möglich, das obere Zentrum zu erreichen, wo die unsichtbare Seele zu Hause ist. Das ist das authentische *haṭha*, das heute nicht mehr bekannt ist. Geblieben davon sind Übungen, die für die Gesundheit und für die Entspannung förderlich sind.

Dann gibt es *japayoga*. Viele Leute wiederholen Mantras: Ram, Ram, Ram; Jesus, Jesus, Jesus; Allah, Allah, Allah, und sie erreichen dadurch auch etwas. Das soll nicht heißen, daß sie alles erreichen, denn in den Upanishaden steht geschrieben: »Was die Rede nicht offenbaren kann, was vielmehr die Rede offenbart, wisse, daß nur das Gott ist.« Durch Mantras haben viele Leute die Erlösung erlangt, aber dieser Prozeß nimmt viel Zeit in Anspruch. Ich möchte Ihnen als Beispiel von zwei großen Hindu-Yogis berichten.

Valmiki wiederholte Mantras und erlangte dadurch äußere Ruhe. Er vergaß die physische Welt und gelangte zur Verwirklichung.

Chaitanya Mahaprabhu pflegte zu singen. Er sang den Namen Lord Krishnas und verbreitete ihn überall. Nachdem er dies lange Zeit hindurch getan hatte, fühlte er, daß er sich niedersetzen sollte, Singen und Verbreiten des Namens einstellen sollte, um Lord Krishna in seinem Körper und im ganzen Universum zu suchen. Jeder Körper ist ein Königreich und in jedem Königreich gibt es einen König. Er wußte, daß Lord Krishna in seinem Körper, seinem göttlichen Königreich wohnte. Er fühlte es und erfuhr es auch. Dann verblieb er im Schweigen. Er vergaß alles und erreichte einen Zustand äußerster Ruhe und Seligkeit. Er war umgewandelt und sprach nicht mehr. In sitzender Haltung verblieb er in der Freude des Einsseins. Das Singen und das Mantra waren in Stille umgewandelt.

Rājayoga hat die Kontrolle des Geistes zum Ziel. Man kann dadurch völlige Ruhe erlangen und das Selbst kann in Erscheinung treten. Es ist eine schwierige Methode. Sie erfordert fortwährenden Kampf mit den Gedanken und mit deren Wiederkehr. In allen Religionen überall auf der Welt werden Sie dasselbe religiöse Spiel wiederfinden, Dogmen und Fanatismus, sei es im Hinduismus, im Christentum, im Islam oder im Buddhismus. Der Grund dafür ist, daß sie beim Ritual verweilen, bei der äußeren Form. Wenn Sie nicht bei der Form bleiben, sondern nach dem Wesentlichen suchen, werden Sie auf dem Weg zur Gottesverwirklichung erfolgreich sein. Der Mensch ist wie unbestelltes Ackerland. Wir können deshalb nicht ohne weiteres reiche Ernte erwarten. Wir müssen täglich den fruchtbaren Boden bebauen, düngen und bewässern, damit sich die Saat, das heißt die Saat Gottes, richtig entwickeln kann. Wir haben ewiges Leben. Was hindert uns daran, unentwegt diese Unsterblichkeit zu suchen? Warum kürzen wir den Weg zur Selbst-Verwirklichung nicht einfach ab?

Die praktischen Übungen müssen regelmäßig durchgeführt werden: täglich eine kurze Zeit mit Hingabe und konzentrierter Aufmerksamkeit. Bleiben Sie bei Ihrer Familie, gehen Sie Ihren täglichen Pflichten nach, aber praktizieren Sie Kriya-Yoga jeden Tag. Sie werden geistige Ausgeglichenheit, häuslichen Frieden und wahre Freundschaft erlangen. Alle Äußerlichkeiten werden verschwinden, und der Geist wird nach innen gerichtet bleiben. Was Sie im einzelnen tun, ist ohne Belang. Wichtig ist, daß Sie fühlen, daß Gott in allem handelt. Sie bleiben im Christus-Zentrum, völlig losgelöst.

Sie haben den Wunsch nach mehr Geld? – Ohne Gott würden Sie diesen Wunsch nicht haben. Oder sexuelle Wünsche? – Gott ist genauso im Sex. Pflegen Sie Ihr Sexualleben, ohne Ihre Freiheit zu verlieren, in dem Bewußtsein, daß der Unsichtbare sich in jeder Lebensäußerung manifestiert. Sie haben guten Appetit? – Danken Sie Gott dafür, daß Sie gesund und bei Kräften sind. Er ist es, der das Leben erhält und Nahrung gibt. Sie empfinden Eitelkeit? – Sie gehört zur Natur aller Menschen. Gott ist auch die Quelle des Antriebs zur Macht und Expansion.

Durch tiefe Atmung und Christusbewußtsein wird es Ihnen möglich sein, in einer einzigen Kriya-Yoga-Übung einen Fortschritt in Ihrer spirituellen Entwicklung zu machen, zu dem Sie sonst ein Jahr benötigen. Diese Technik war bis vor kurzem nur in Indien bekannt. Die Mönche, die Jünger von Lahiri Baba sind, kennen sie. Alle diejenigen, die die Einweihung von Hariharananda empfangen haben, werden bald Zeugnis dafür ablegen können, was sie erreicht haben: die Wahrnehmung Gottes in Schwingung, Licht und Ton.

Vortrag, gehalten im Kosmos-Club in Amsterdam, Holland

Dieser Śloka ist dem Vedānta entnommen.

»Oh Herr, solange ich lebe will ich mir immer darüber bewußt sein, daß Du durch meine Ohren hörst. Oh Herr, Du bist der Seher in meinen Augen. Ohne Dich können meine Augen nicht sehen; daran will ich denken. Immer, wenn ich etwas sehe, will ich fühlen, daß Du der Seher in mir bist.«

Das lehrt auch die Bibel.

»Oh Herr, mein Körper ist sehr ruhelos, doch Du wohnst in meinem Körper. Du weilst dort ruhig; deshalb gib mir äußerste Ruhe, durch die ich fühle, daß Ruhelosigkeit und Ruhe von Dir kommen. Du und ich sind immer eins in mir. Oh Herr, solange ich lebe, will ich Dich suchen. Deshalb gib Du mir diese Kraft, mit der ich meinen physischen Körper, meinen Mentalkörper, meinen Astralkörper und meine Seele sehr fein und vollkommen erhalte und Dich in all meinen Handlungen erkennen kann.«

Meine ehrwürdigen Seelen, Ihr alle kennt die Definition: Gott ist allgegenwärtig und alldurchdringend. Also wohnt Er in jedem Menschen.

Ich sehe hier viele lebende Seelen. Ich möchte Euch allen die Liebe, Aufmerksamkeit und Achtung erweisen, die ich Euch schulde und mich vor Euch verneigen. Auch allen Menschen, die jetzt nicht hier sind, will ich meine tiefe Liebe und Aufmerksamkeit schenken und ich neige mich vor ihnen um meiner Erlösung willen.

Ehrwürdige Seelen, Ihr seid mit vielen Mönchen und Yogis in Berührung gekommen und Ihr habt viel von ihnen gelernt.

In den Schriften des *Vedānta* steht: »Es gibt viele Bücher – spirituelle Bücher, Yogabücher und auch viele Vorträge zur Kultivierung der Seele – aber Euer Leben ist sehr kurz. Also sollt Ihr innerhalb der kurzen Spanne Eures Lebens die Wahrheit in allen Religionen erkennen.«

Was ist die Essenz aller Religion? Welche Wahrheit sollt Ihr suchen?

Euer physischer Körper ist nicht im rechten Zustand, Euer Gemüt ist mit so vielen Gedanken beladen, mit Empfindungen, Leidenschaften, Ärger, Angst, Habgier, mit Arbeit in Büro und

Fabrik und mit Euren Spannungen, deshalb ist Euer Gemüt nicht frei. Also solltet ihr Euer Gemüt beruhigen. Durch Meditation könnt Ihr das tun. *Ein Gramm Praxis ist weit besser als viele Tonnen Theorie!*

Die Kriya-Yoga-Technik ist eine Technik ohne Umwege. Sie ist die Essenz aller Religion. Sie ist der schnellste Weg zum Erfolg.

Nun komme ich zum Kernpunkt meiner Ausführungen: Die gleichzeitige Entwicklung von Körper, Gemüt, Intellekt und Seele durch die wissenschaftliche Technik des Kriya-Yoga.

In allen Religionen wird über die Erlösung gepredigt, aber im Kriya-Yoga predigt man, wie man Erlösung erlangt. Man predigt auch, wie man eine gute Gesundheit bekommt. Wenn Ihr körperlich gesund seid, wird Euer Gemüt gesund. Mit gesundem Körper und gesundem Gemüt könnt Ihr mehr Geld verdienen. Auch dadurch könnt Ihr Friede, Freude und Seligkeit finden.

Nun zum Begriff *kriyāyoga*: Der Kriya-Yoga besteht aus zwei Worten. Das erste ist *kriyā* und das zweite ist *yoga*. Das Wort *kriyā* hat zwei Silben, *kri* und *yā*. *Kri* meint jede Tätigkeit vom Aufstehen bis zum Schlafengehen. Du bist immerzu tätig. Ein toter Körper kann nichts tun. *Yā* bezeichnet die Seele. Kri und Ya meint: Körper und Seele. Die Seele wohnt in jedem menschlichen Körper. Deshalb kann sich der Körper bewegen und tätig sein. Der Körper ist wie ein Fahrzeug, das auf der Straße steht, die Seele aber ist der Fahrer des Körperfahrzeugs. So ist Kriya-Yoga. Auf diese Weise wird jede Eurer Aktivitäten, was immer Ihr auch tut, durch Ihn vollbracht, Die *Brahmasūtras* sprechen von 49 verschiedenen Tätigkeiten.

In der Wirbelsäule, am unteren Ende des Wirbelsäulenkanals, gibt es ein Zentrum, das Steißbeinzentrum, das auch das Geldzentrum ist. Unser Gemüt ist ständig irgendwie mit Geld oder Besitz beschäftigt. Wir spüren aber nicht, daß wir das Geld mit Hilfe von *yā*, der Seele, erwerben. Das zweite Zentrum ist das der Sexualität. Es hat seinen Sitz im Kreuzbeinzentrum. Die Seele ist auch dort. Ohne die Seele könnt Ihr keine Geschlechtslust verspüren. Deshalb sucht bei jeder Tätigkeit die Seele. Selbst wenn Ihr den Geschlechtstrieb spürt, nehmt beides wahr, Körper und Seele. Das ist Kriya-Yoga.

Das nächste ist das Lendenzentrum, das Zentrum hinter dem Nabel. Es ist das Nahrungszentrum. Gemüt entsteht durch Nahrung, daher: immer, wenn Ihr eßt, sollt Ihr die Seele fühlen. Die Seele macht, daß ihr Hunger habt und nach Speise verlangt;

erst dadurch nehmt Ihr die Nahrung wahr. Auch Nahrung ist göttliche Kraft. Gott ist im Geruch der Speise, in der Speise, in allem. Ohne Nahrung keine Energie. Ohne Energie habt Ihr weder Stärke, Erinnerungsvermögen noch einen gesunden Verstand. Ohne Erinnerungsvermögen könnt Ihr Gott nicht suchen. Daher, wann immer Ihr eine Frucht schmeckt, schmeckt Ihr sie nicht durch den Geschmacksinn Eurer Zunge – ein Toter kann nicht schmecken. Der Geschmack, den Ihr wahrnehmt, kommt einzig durch die Seele zustande.

Wenn Ihr die Kriya-Yoga-Technik übt, werdet Ihr dies *kri* und *yā* verwirklichen. Es gibt immer die Arbeit und den Arbeiter, die Seele. So könnt Ihr Ihn in jeder Tätigkeit suchen. Dehalb braucht Ihr die Stille. Sie wohnt im Herzzentrum. Das Herzzentrum wird durch die Luft kontrolliert. In jedem Gemütszustand geht der Atem unterschiedlich schnell. Unsere natürliche Atemfrequenz ist 18 Atemzüge pro Minute. Wenn Ihr in Erregung geratet, atmet Ihr 24–30mal in der Minute. Dann schlägt Euer Herz schneller und schneller und Eure Aterien werden unelastisch. Nervosität erfaßt den ganzen Körper. Wenn Eure Erregung weiter wächst und wenn Ihr immer mehr Eure Sinne befriedigt, wird der Körper nervös, das Gemüt und sogar der Verstand. Auch wenn ihr ärgerlich seid, beschleunigen sich der Puls und die Atmung auf 30–36 Atemzüge; aber selbst im Ärger könnt Ihr die Seele suchen.

Die Sinne sind die Feinde. Wir müssen mit diesen Feinden Freundschaft schließen. Wie schließt man aber Freundschaft? Kriya-Yoga kann Euch diese Freundschaft über Eure Atmung schenken. Eure fünf Sinnes-Telefone arbeiten. Sie sind von der Welt absorbiert; aber ohne Seele können Eure fünf Sinnes-Telefone nicht funktionieren. So existieren Körper und Seele immer zusammen. Die Einheit von Körper und Seele nennt man Yoga. Dieser Yoga ist ständig in Euch, aber Ihr fühlt nicht die lebendige Gegenwart der Seele in Euch. Ihr könnt Eure Seele nicht von Euren fünf Sinnes-Telefonen unterscheiden.

Kriya-Yoga ermöglicht Euch die Kontrolle über den Atem. Die Fähigkeit einzuatmen kommt von der medulla oblongata, der Seele. Wie kontrolliert Ihr den Atem? Unsere fünf Sinnesorgane sind normalerweise in die Welt verstrickt. Dadurch entstehen Ärger und Leidenschaft.

Wenn Ihr Kriya-Yoga übt, könnt Ihr ganz leicht Eure äußere Unruhe abschalten und Euren Verstand beruhigen. Im Schlaf atmet ihr 8–10mal pro Minute. Dabei werden Körper und Gemüt äußerst ruhig und Ihr vergeßt das ganze Universum. Kriya-Yoga basiert auf solcher Atmung, aber der Atem wird niemals angehalten. Es gibt weder rigorose Praktiken, die anstrengend sind, noch viele verschiedene Übungen. Kriya-Yoga läßt sich ganz leicht üben. Es ist eine konzentrierte, einfache und sichere Technik.

Nun erläutere ich, wie man die Empfindung der Ruhe ins Denken überträgt. Ihr alle kennt das Kalt-Warm-Wassersystem zu Hause. Wenn Ihr den Warmwasserhahn öffnet, werdet Ihr feststellen, daß das Wasser sehr heiß ist. Ihr könnt es nicht sofort benützen. Aber wenn Ihr zusätzlich den Kaltwasserhahn öffnet, könnt Ihr die Temperatur ausgleichen. – Es gibt ein Kabel, durch das die Lebenskraft des Körpers ins Gehirn gelangt. Das ist unser Rückenmark. Die Lebenskraft der eingeatmeten Luft fließt durch das Rückenmark. Wir werden unruhig, weil die Lebenskraft direkt zu den fünf Sinnes-Telefonen fließt. Ihr könnt ein- und ausschalten und somit den Fluß der Lebenskraft regulieren wie Ihr in vergleichbarer Weise kaltes und warmes Wasser reguliert. Atemkontrolle bringt diesen Ausgleich zustande. Eine ausgeglichene Atmung erzeugt ein ausgeglichenes Gemüt. Diese Atmung kommt von der *medulla oblongata* an der Basis des Gehirns. Wenn Ihr Eure Konzentration in einem Punkt versammelt, und dabei, wie es der Kriya-Yoga lehrt, einatmet, dann wird unwillkürlich eine große Menge Sauerstoff zum Gehirn fließen. Sauerstoff ist die Nahrung des Gehirns. Wenn Ihr in dieser Weise atmet, werden allmählich alle schlechten Gedanken verschwinden.

Um diese Ausgeglichenheit im Gemüt zu erreichen, braucht Ihr zwei Dinge. Erstens, die richtige Umgebung. Das heißt, einen Lehrer der Euch in die Technik einführt und Euch leitet. Zum zweiten braucht Ihr die Technik selbst, die Ihr gewissenhaft üben müßt.

Im allgemeinen ist jedes menschliche Gehirn voller Gedanken unterschiedlichster Art. Die Menschen beschäftigen sich mit der Technik, mit ihrem Wohlstand, mit ihren Vergnügungen – so entstehen viele Gedanken und Gefühle in ihrem Gehirn. Und auch Gedanken aus der Vergangenheit verbleiben im Gehirn. Ebenso gibt es im menschlichen Leben unter Freunden viel Reibung. Das alles macht die Menschen äußerst ängstlich und sorgenvoll. Körper, Gemüt und Verstand werden chronisch nervös, so daß sie ihren täglichen Pflichten und ihrer Berufsarbeit nicht mit kühlem Kopf nachkommen können. Durch die Kriya-

Yoga-Technik wird es aber möglich, all die Gedanken und Ängste zu beseitigen und das Gemüt zu klären. Dieses Gemüt kann in Intellekt umgewandelt werden. Intellekt steht über dem Gemüt. Je mehr Intelligenz Ihr erhalten werdet, desto besser könnt Ihr über die Frage urteilen: »Was tue ich?« Über die Intelligenz könnt Ihr dann Wissen, die höhere Form des Verstandes, erwerben. Und durch Wissen könnt Ihr weitersteigen zum Bewußtsein, zum Überbewußtsein und schließlich zum kosmischen Bewußtsein.

Wenn jemand so weit gekommen ist, dann ist er fähig, seine Hausarbeit, Büroarbeit und sonstigen Aufgaben besonders aufmerksam zu erledigen und dann wird er auch wahrnehmen, daß kein menschliches Wesen irgend etwas tun kann, sondern im gesamten Universum nur die Seele, die Kraft Gottes existiert.

Man sollte diese Technik eine kurze Zeit lang üben, dann wird man die göttlichen Empfindungen in sich fühlen. Unruhe und Nervosität des Körpers werden verschwinden und man wird eine göttliche Wahrnehmung im ganzen Körper erfahren. Das nennt man die Kraft Gottes. Die Trinität innerer Wahrnehmung ist: göttliche Schwingung, göttlicher Ton und göttliches Licht.

Unser physischer Körper und unser Gemüt sind in die weltliche Dinge verstrickt. Wenn wir beide aus der Welt zurückziehen, können wir genau darüber urteilen, was gut oder böse ist. Dadurch erreichen wir das Überbewußtsein und die Empfindung der Seele überall im Körper. Wir können unsere Gemütskräfte nach innen richten. Wir können unser Gemüt ins Bewußt-Sein zurücknehmen und wenn wir ruhig beobachten, dann erleben wir, wie die Seele im Körper wirkt. Durch die Praxis des Kriya-Yoga können wir den göttlichen Ton hören: Aum [Om] oder Amen. Dies ist der zweite Teil der Trinität. Wenn Ihr in Eurem Körper sucht und durch Übung die fünf Sinnes-Telefone in den Zentren der Wirbelsäule, wo die Seele wohnt, kontrolliert, dann werdet Ihr das göttliche Licht sehen. Jesus sagte: »Wenn Euer Auge einfältig ist, wird der ganze Körper Licht sein.« Jesus sagte wiederholt, daß Ihr Gott durch Eure Augen suchen sollt. Aber Ihr tut es nicht. Ihr solltet auch Gott durch Eure Ohren suchen, durch Euer Hören. Er forderte immer wieder dazu auf und sagte es jedem, aber wir tun es nicht. Wenn wir nach innen gehen und die Seele in uns suchen, werden wir unser spirituelles Licht finden. Mit der Praxis der Kriya-Yoga-Technik werden wir automatisch zur wirklichen Weisheit in uns vordringen. Mit Hilfe von Kriya-Yoga können wir fühlen, daß die lebende Seele da ist, in Fleisch und Knochen und daß unsere fünf Sinnes-Telefone immerzu die Seele suchen. Die Kriya-Yoga-Technik kann Eure Lebenskraft in strahlende, alleserfüllende, göttliche Kraft verwandeln. Die eingeatmete Energie wird durch die Wirbelsäule geführt und automatisch könnt Ihr erleben, daß – wenn Ihr zum Beispiel Geld verdient – die Seele dabei und der Grund dafür ist, warum Ihr Geld verdient. Wenn der spirituelle Strom fließt, erfahrt Ihr diese strahlende, alleserfüllende, göttliche Kraft, die Eure physische, mentale, intellektuelle und spirituelle Regeneration und Verjüngung beschleunigt. Dann wird Euer Gemüt im Gleichgewicht sein. Wie ich schon sagte, Ihr öffnet den Heiß- und den Kaltwasserhahn, fühlt nach und macht den notwendigen Temperaturausgleich, um das Wasser im täglichen Leben zu benutzen. Auf ähnliche Weise schenkt Kriya-Yoga ein ausgeglichenes Gemüt, Freundschaft und den inneren Frieden, den jeder wünscht. Dieser innere Frieden ist das Geburtsrecht eines jeden Menschen, aber wir finden keinen Frieden, weil wir in Täuschung, Illusion und Irrtum gefesselt sind. Wenn Ihr Eure Täuschungen, Illusionen und Irrtümer durch das Üben dieser einfachen Technik beseitigt, könnt Ihr den inneren Frieden fühlen.

Ihr strebt nach Wohlstand, nach technischen Errungenschaften, nach Sinnesfreuden; Ihr strebt nach Macht, nach einem Auto, einem großen Haus. Ihr sollt alles bekommen, Ihr sollt sehr reich sein, Billionäre. Aber ohne Meditation, ohne die Praxis von Kriya-Yoga, werdet Ihr keinen inneren Frieden finden. Reiche Leute denken: Wo kann ich mein Geld verstecken? Die Menschen suchen immer nach noch mehr Geld, nach noch mehr Sex. Aber je mehr Sex, desto mehr Nervosität entsteht im Körper. Endlos-Sex produziert Endlos-Nervosität im Körper und im Gemüt. Ein Mensch fühlt sich schwach, erkennt seine Grenzen, aber er ist weiterhin davon in Anspruch genommen, seine Sinne zu befriedigen. Mit dem Üben der Kriya-Yoga-Technik kann man sein Gemüt in Balance halten. Kriya-Yoga ist ein Mysterium. Mit Hilfe von Kriya-Yoga kann man den Wert von weltlichen und spirituellen Dingen gleichermaßen erkennen. Wenn man irgendeine Arbeit tut, kann man durch Kriya die Seele beobachten. Wenn man die Seele sucht, findet man im selben Moment inneren Frieden. Jeder Mann, jede Frau, Junge oder Mädchen, intellektuell oder ungebildet, Arbeitgeber oder Arbeitnehmer, kann diese Kriya-Yoga-Technik praktizieren und inneren Frieden und Ruhe finden. Denn wir alle streben danach, Frieden, Freude und Seligkeit zu erlangen. Wenn Ihr Kriya-Yoga übt, werden sich Eure Freundschaften vertiefen. Es wird keine Reibereien mehr geben und die Verbindung mit Euren Freunden wird sehr stark werden. Ebenso könnt Ihr Eure Arbeit gut verrichten. So kann die Kriya-Yoga-Technik jedem Menschen inneren Frieden bringen.

In den Schriften des *Vedānta* steht, daß Kriya-Yoga der praktische Teil des *Vedānta*, der Upanishaden und der Gita ist. Kriya-Yoga ist die Kombination von drei Yoga-Arten: *karmayoga, jñānayoga und bhaktiyoga.* Karma-Yoga bedeutet nicht, daß Mönche Missionsarbeit tun oder daß einer freiwillige Arbeit in Schulen, Krankenhäusern und Universitäten übernimmt. Karma-Yoga bedeutet, daß die Lebenskraft vom Steißbeinzentrum bis zur Fontanelle fließt und wieder zurück von der Fontanelle durch die Wirbelsäule bis zum Steißbein. In dieser Weise ladet Ihr Eure verbrauchte Körperbatterie ständig wieder auf.

Es gibt zwei Lichter im Steißbeinzentrum. Das eine läßt Dich handeln, das andere ist die Seele. Er ist dort gegenwärtig. In dem Buch der Offenbarungen der Bibel verweist der Heilige Johannes auf sieben Leuchter. Dies sind die sieben Leuchter, die sieben Cakras im menschlichen Körper. Ihr unterhaltet zwei Lichter in jedem Leuchter und in jeder Handlung beobachtet Ihr die Seele, den eigentlich Handelnden, der das entsprechende Zentrum betätigt.

Wenn die Batterie eines Autos verbraucht ist, müßt Ihr sie aufladen, dann könnt Ihr Euer Auto auch in der Dunkelheit fahren. In unserem ganzen Körper herrscht Unwissenheit, das heißt Dunkelheit. Mit der Kriya-Yoga-Technik könnt Ihr Eure verbrauchte Körperbatterie aufladen. Im Kreuzbeinzentrum, dem Sexzentrum, werdet Ihr Sexualität und Seele gemeinsam erfahren. Im Nahrungszentrum werdet Ihr Licht, Nahrung und Seele gemeinsam erfahren. Im Herzen ist Negatives und Positives gemeinsam beisammen. Ihr könnt dort Bewußtsein, Überbewußtsein und Gottesbewußtsein erleben. Ohne Licht herrscht dort Dunkelheit. Das Wissen ist Licht. Mit Hilfe der Kriya-Yoga-Technik könnt Ihr dauernde Wahrnehmung des Selbst erreichen. Das wird auch in der Bibel gelehrt, die sagt: Wenn Deine Hände und Beine Gott nicht suchen, hau' sie ab! Du brauchst sie nicht, weil sie Gott nicht suchen. Wenn Deine Augen Gott nicht suchen, reiße sie aus. In all Euren Körperteilen solltet Ihr Ihn ständig suchen und wahrnehmen.

Wenn Ihr die Kriya-Yoga-Technik übt, werdet Ihr die drei göttlichen Qualitäten im physischen Körper spüren: Licht, Ton und Schwingung. Im physischen Körper empfindet Ihr die lebende Gegenwart der Seele als eine besondere Art von Seligkeit im ganzen Körper. Wenn Ihr diese Technik gewissenhaft übt, werdet Ihr innerhalb kurzer Zeit diese Empfindung spüren. Wenn Ihr diese Empfindung nicht erlebt, solltet Ihr die Technik nicht anwenden.

Wenn Ihr wahre Sucher seid und einem Guru und dessen Technik folgt, dann solltet Ihr nicht noch nach anderen Techniken verlangen. Das wäre schlecht. Ihr solltet keine Reise unternehmen auf der Ihr Eure Beine in zwei Autos stellt.

Die Kriya-Yoga-Technik gibt Euch Kraft, unmittelbare Kraft. Eure Nervosität verschwindet. Euer Körper verlangt nach etwas. Ihr könnt die Superempfindung im ganzen Körper fühlen. Ihr spürt die segnende Hand Gottes überall im Körper. Ihr werdet auch Euer drittes Auge sehen, wenn Ihr innen sucht. Dies ist das spirituelle Auge, das Auge Gottes. Es wird nicht lange dauern. Ihr könnt diese Wahrnehmung haben, weil es Euer Gemüt und Euren Wissenskörper gibt und durch Euren Wissenskörper erkennt Ihr das spirituelle Auge. Ebenso könnt Ihr mit der Kraft der Seele, die in Euch wohnt, den heiligen Ton hören, das Flüstern Gottes im Innern.

Zur Erklärung von Karma-Yoga möchte ich noch etwas hinzufügen: Ich habe gesagt, daß durch Karma-Yoga die Lebenskraft in der Wirbelsäule zirkuliert, um Wirbelsäule und Gehirn aufzuladen. Durch die Hilfe dieses Karma-Yoga könnt Ihr extrem starke Empfindungen in Eurem Körper erleben. Ihr werdet die Schwingungsempfindung der Seele überall im Körper wahrnehmen; das wird Euch äußerste Ruhe bringen. Deshalb werdet Ihr Ihn mehr lieben. Ebenso werdet Ihr den heiligen Ton hören und Licht im Kopf und überall im Universum wahrnehmen, wenn die fünf Sinnes-Telefone nach innen gerichtet sind und Ihr ins Kopfzentrum geht.

Im allgemeinen meint man, Jnana-Yoga bedeute, daß man einige gute Bücher liest, etwa die Bibel oder den Koran oder sonst ein spirituelles Buch. Aber das ist nicht Jnana-Yoga. Jnana-Yoga bedeutet das Wissen, das mit überbewußten inneren Wahrnehmungen einhergeht. Wenn wir arbeiten, bekommen wir das Ergebnis der Arbeit. Durch *karman* bekommen wir *jñāna.* Also »arbeiten« wir in der Meditation, indem wir unseren Wirbelsäulenkanal durch die Kriya-Yoga-Technik aufladen, und wir spüren die drei göttlichen Qualitäten. Durch die Ruhe spüren wir das dreifache *jñāna*: Ton, Licht und Schwingung. Durch dieses *jñāna* erhalten wir Liebe. Liebe ist etwas sehr Wertvolles. In den Hinduschriften heißt es, daß es sehr schwierig ist, Gotteswahrnehmung ohne göttliche Liebe zu machen.

Ihr geht zur Kirche und dort betet Ihr mit gefalteten Händen zu Ihm, weil Eure Freundin, Eure Mutter oder Euer Sohn krank ist. Und Ihr vergießt Tränen. Das ist Liebe, aber es ist nicht die wahre Liebe. Ihr geht zur Kirche, in den Tempel oder in die Moschee und klagt und weint und von starken Gefühlen bewegt, singt ihr. Dies ist nicht Bhakti-Yoga. Im *Bhaktikaṇḍa* heißt es, daß wirkliche Liebe zu Gott anfängt zu wachsen, wenn Ihr den Lehren der Schriften folgt und die Empfindung der Seele tatsächlich in Eurem Körper fühlt, wenn Ihr das innere Licht überall in Eurem Körper wahrnehmt und die göttliche Stimme hört und das Flüstern der Seele in Eurem Körper. Das ist sehr wertvoll. Mit der Kriya-Yoga-Technik gewinnt Ihr immerwährende Liebe zu Gott, weil Ihr in jedem Augenblick wirkliches Karma und Jnana erlangt. Ich tue eine Sache, aber eigentlich bin nicht ich es, der sie tut. Ich erhalte ein Ergebnis, aber es ist nicht mein Ergebnis. Ich verdiene Geld, aber es ist nicht mein Geld. Ich kann jeden Augenblick sterben. Gott verursacht alles. Darum werdet ihr Ihn zutiefst lieben und fühlen, daß Ihr Ihm alles verdankt. Das ist Demut vor Gott.

Die *Śāstras* sagen: »Diese Maschine ist eine Maschine, die nie anhält« [ein perpetum mobile]. Der *Vedānta* sagt: »Was ist Kriya-Yoga? *Tapas.*« Dem Feuer das Opfer darbringen, das ist äußerliches *tapas*. Das wahre Feuer wohnt im Körper, es ist die Seele. Und der Sauerstoff wird ständig eingeatmet und als Opfergabe dargebracht. So sollt Ihr ständig einatmen und spüren: Ich atme nicht, ich opfere der Seele. Das ist Kriya-Yoga.*)

Die Upanishaden sagen: »Ihr sprecht, aber die Rede kann die Seele nicht enthüllen. Die Seele, welche diese Rede enthüllt, wisset, sie allein ist Gott. Wenn Ihr nur schreit: Gott, Gott, Gott, Gott – könnt Ihr Gott nicht erlangen.« Die Definition von Gott ist: alldurchdringend. Darum: wo ist Er nicht? Er wohnt überall, Er wohnt nirgends. Er ist sehr fern, Er ist sehr nah. Er wohnt im Körper, Er wohnt außerhalb des Körpers. »Ich wohne überall. Wenn Ihr mich nicht überall im Körper sucht, könnt Ihr die Seele nicht suchen.« Ihr könnt die Seele nicht finden, aber die Seele ist da. Durch *tapas* könnt Ihr spüren, daß Ihr sterben

*) Vgl. die Interpretation der Feuerzeremonie auf Seite 94ff.

werdet, wenn Ihr fünf Minuten lang nicht atmet. Dann ist alles vorbei. Also, nicht ein toter Körper, Er atmet ein. Ständiges Gewahrsein der Atmung bringt die Berührung mit der Seele zustande. Die Kommunikation ist vorhanden, weil Gott und ich eins sind und immer eins waren. Das ist *tapas.*

Svādhyāya meint, die Schriften lesen, meint, spirituelle Bücher lesen, wie die Veden, die Upanishaden, die Bibel, den Koran. Ist das Shadaya? Nein. »*Sva*« meint »Seele«, »*adhyāya*« meint, die Seele suchen. Die Seele ist überall. Sucht die Seele in der Hand, in den Fingern, im Arm, im Bein. Jesus pflegte seinen Jüngern mit eigenen Händen die Füße zu waschen. Warum? Weil er überall die Seele spürte. Die Seele ist überall. Wenn Ihr also beständig die Kriya-Yoga übt und dem Kriya-Yoga in Eurem täglichen Leben folgt, werdet Ihr in jeder Arbeit – sei sie weltlich oder spirituell – Vollkommenheit erreichen. Ihr werdet von Gott inspiriert werden, von Gottes Sohn. Er wird sagen: »Wollt ihr Frieden? Ihr werdet ihn bekommen.«

Und was bedeutet *īśvarapraṇidhāna* im Kriya-Yoga? Es meint, Gott überall suchen und ergründen. Forschend beobachte ich, ob Er hier ist, wie Er durch meine Atmung ständig anwesend ist. Wenn ich zum obersten Punkt meines Kopfes gehe, kann ich Ihn suchen, kann ich Ihn fassen. Und je mehr Ihr Ihn sucht, desto mehr werdet Ihr Ihn in der Ruhe hören. Ihr werdet die Sprache Gottes vernehmen, das Aum [Om], das Amen. Das ist *īśvarapraṇidhāna.* Wenn Ihr ruhig sucht, könnt Ihr die beseligende Empfindung Eurer Seele in Eurem ganzen Körper fühlen, Gott lieben und durch Euren Mund ausdrücken. Ihr könnt Freude und Seligkeit empfinden. Das ist *īśvarapraṇidhāna.* Ihr hört den Ton, ihr seht Licht, Ihr sitzt und sucht Gott still. Eure Unruhe wird vergehen und Ihr seht das ganze Universum erleuchtet. Auch in jedem Menschen könnt Ihr das göttliche Licht sehen. Ihr seht das Licht der Seele. Dann bleibt ihr frei von Chaos, während Ihr weiterhin in der Welt lebt, frei vom Auf und Ab des Lebens, frei von Unzulänglichkeiten, frei von Kummer und Ängsten. Wenn Ihr Kriya-Yoga übt, werdet Ihr fühlen, daß Ihr ein Prototyp von Gottes Gedanken seid. Ihr seid unsterbliche Seelen. Ihr könnt nicht sterben. Ihr seid unzerstörbare Seelen und automatisch werdet Ihr Befreiung erlangen, immerwährende Freiheit. Wenn Eure Hände sich bewegen, werdet Ihr fühlen, daß es nicht Eure Hände sind, sondern die Hände der Seele. Meine Lippen bewegen sich, aber es sind nicht meine Lippen, sondern es ist allein die Seele. In allem war Ihr tut, werdet Ihr den wirklich Handelnden erkennen. Das ist Kriya-Yoga. Die heiligen Schriften sagen: »Wenn Ihr Durst habt, und ich gebe Euch etwas Wasser und Ihr nur einen kleinen Schluck nehmt, wird Euer Durst nicht vergehen. Aber wenn Ihr Kriya-Yoga übt, dann werdet Ihr bald sehen, daß Kriya-Yoga ein Ozean ist. So wie der Baum im Samenkorn steckt und der Samen im Baum, ebenso ist die Seele in der Welt und die Welt in der Seele.

Also, wenn Ihr im Kriya-Yoga meditiert und meditiert und meditiert, dann werdet Ihr sicherlich das göttliche Ziel erreichen. Hari om tat sat om.

Interpretation eines Verses aus Patañjalis Yoga-Sutras über den Kriya-Yoga

Bei Patanjali findet sich ein Vers, der zentral ins Herz des Kriya-Yoga zielt. Er lautet: *tapaḥsvādhyāyeśvarapraṇidhānāni kriyāyogaḥ*. Gemeint sind die drei Bestandteile des Kriya-Yoga: *tapas, svādhyāya, īśvarapraṇidhāna*.

Ich erläutere nun das *tapas*. *Tapas* bedeutet Hitze, Wärme im Körper. Diese Wärme haben wir in unserem Körper, weil die Seele als ein Feuer in uns immer gegenwärtig ist, nämlich in der Hypophyse, im Innern des Kopfes, im Gehirn. Dieses Feuer bleibt dort oben beständig am Brennen, denn man gibt ihm unentwegt neue Nahrung, ein stetiges Opfer an das Feuer, nämlich Sauerstoff durch die Atmung. In Indien führen die Menschen das *tapas* [*tapas:* die Feuerzeremonie] so aus, daß sie flüssige Butter und Öl auf das Feuer gießen und viele Mantras dabei sprechen. Aber all das ist äußerliches Tun. Die nichtäußerliche, wahre Feuerzeremonie besteht darin, daß durch den Sauerstoff das Feuer der Seele in uns am Brennen gehalten wird. Ein Kerzenlicht wird nicht brennen, wenn man es mit einem Gefäß luftdicht abdeckt. Ist der Sauerstoff verbraucht, so wird die Flamme erlöschen. Die Wärme des Körpers bleibt erhalten, weil das göttliche Feuer, die Seele im Innern des Kopfes gegenwärtig ist. Von hier oben aus läßt Gott uns beständig neu Atem holen, ein- und ausatmen. Dieser ein- und ausströmende Atem ist die Feuerzeremonie, der Sauerstoff ist die Opfergabe an das Feuer.

Wenn Ihr nun bei jedem Atemzug stetig Eurer Seele bewußt bleibt, dann ist dies *tapas; tapas: Ständiges Gewahrsein des inneren Selbst, des göttlichen Feuers, der Seele, die immer in Euch gegenwärtig ist – und stetige Opferung an dieses Feuer (durch die Atmung) mit Liebe zu Gott, das ist tapas.*

Zwischenfrage: Tapas wird in unseren Büchern übersetzt als Entsagung, sexuelle Enthaltsamkeit, Abstinenz von Alkohol, Fleisch, Fisch, Eiern und Übung verschiedener Yogatechniken...

Antwort: Das ist nicht richtig. *Tapas* meint, wenn hier ein Feuer ist, wird als ein Opfer an das Feuer flüssige Butter hineingegossen. Es meint nicht Entsagung, Diät, selbstauferlegter Verzicht. Es meint beständiges Gewahrsein der Seele, des Feuers im Innern des Kopfes. Dieses Feuer hält man das ganze Leben lang am Brennen durch das beständige Opfer der Einatmung und Ausatmung. Die Einatmung bringt frischen Sauerstoff, und das ist der Grund dafür, daß das Leben im Körper erhalten bleibt.

Zwischenfrage: Aber läuft diese Opferung, Ein- und Ausatmung, nicht ab, gleichgültig ob wir darauf achten oder nicht?

Antwort: Gerade darauf soll man achten, auf die Seele, das göttliche Feuer.

Zwischenfrage: Das richtige *tapas* ist also die Konzentration auf die Atmung, die Aufmerksamkeit, nicht der Vorgang an sich, sondern das Bewußtsein, das sich auf diesen Vorgang richtet?

Antwort: Ja, das ist höchst wichtig. Es gibt in Indien viele, die dieses üben, die ihre Aufmerksamkeit auf die Ein- und Ausatmung richten, wie die Einatmung vor sich geht, die dem Feuer der Seele Sauerstoff als Opfer darbringt, und die Ausatmung, die das Kohlendioxyd ausscheidet. Sie achten auf ihren Atem und auf das göttliche Feuer, die Seele. Das ist *tapas.* Sie gewahren die Ein- und Ausatmung und sind glücklich in dem Bewußtsein: Gott handelt in mir, Gott vollzieht dieses *tapas,* die Atmung in mir. Nicht der Mensch macht dies, er kann das gar nicht. Gott atmet. Aber das kann man nicht erkennen, solange man nicht eins wird mit der Kraft Gottes und sich umwandelt in Göttlichkeit. Man glaubt, man atme selbst, aber ohne Gott ist man nichts. Gott bewirkt die Atmung.

Zwischenfrage: Ist es nicht der Körper, der dieses Opfer, die Atmung, vollzieht, ohne unser Zutun?

Antwort: Der Körper für sich vermag nichts und kann dieses Opfer nicht vollziehen. Gott atmet. Gott läßt uns ein- und ausatmen. Gott ist selbst das Feuer in uns. Darin besteht die

Umwandlung. Wenn Ihr wahrnehmt, daß die Seele, das Göttliche in Euch, der eigentlich Handelnde ist, dann befindet Ihr Euch nicht mehr im gewöhnlichen menschlichen Bewußtseinszustand, dann seid Ihr in einem höheren Bewußtsein der Spiritualität. Also bleibt Eurer Seele in Euch bewußt und verfolgt, wie Gott die Einatmung kommen läßt, wie der Sauerstoff zum Feuer der Seele in Euch gelangt und dieses Feuer am Brennen und Euch am Leben erhält. Denkt daran, wie gut Gott zu Euch ist. Unentwegt läßt er Euch ein- und ausatmen. Wichtig ist also, daß Ihr auf das Feuer, die göttliche Seele in Euch, achtet und wie Gott Euch immerzu Atem holen läßt, in Euch ein- und ausatmet. Das ist *tapas. Tapas* meint nicht Entsagung, Verzicht. *Tapas* meint Hitze, Feuer, Opferung an das Feuer, *tapas.*

Zwischenfrage: In unseren Yoga-Büchern heißt es Askese und Yoga-Techniken würden geübt, um ein inneres Feuer zu erzeugen.

Antwort: Das ist falsch. Was kommt im Leben nicht alles vor: Leidenschaften, Ängste, Habsucht, Begierden usw. Auch das kommt ursprünglich von Gott. Die Menschen gehen ihren Freuden nach, und Gott gibt ihnen die Kraft dazu. Wenn es ganz dunkel ist, braucht man ein Licht, um sehen zu können. Nur weil Licht da ist, sehe ich Euch alle und wir können miteinander reden. Ohne Licht sehe ich überhaupt nichts. Das Licht aber bleibt unabhängig und unbeeinflußt von dem, was es beleuchtet. Wir sehen uns, unterhalten uns, haben Umgang miteinander und Freude aneinander. Das Licht aber bleibt unbeeinflußt und getrennt von alldem. Ebenso bleibt die Seele unberührt davon, ob Ihr gerade zornig seid, voller Leidenschaft, Neid oder Begierde. Wenn Ihr aber bei allem, was Ihr tut darauf achtet, daß die Seele über allem steht, dann gelingt es Euch auch, alles Schlechte und Böse zu meiden. Ihr besitzt Vernunft und Unterscheidungskraft. Alles Schlechte, das Niedere, Sinnliche, Tierische in Eurem Wesen sollt Ihr unterdrücken und dem Höheren, Eurer Seele, Eure Aufmerksamkeit widmen. Mit Eurer Vernunft solltet Ihr unterscheiden; so erreicht man das Göttliche. Denkt stets: Wie gut ist Gott zu mir. Die Kraft Gottes, die Seele, das göttliche Feuer ist stetig in mir, es läßt mich unentwegt neuen Atem holen und erhält mich am Leben. Das solltet Ihr fühlen, bei allem, was Ihr tut. Das ist *tapas. Tapas* meint nicht sexuelle Enthaltsamkeit oder Fasten, denn Gott hat dem Menschen das Bedürfnis nach Nahrung ebenso wie sexuelles Verlangen eingepflanzt zur Selbsterhaltung und Fortpflanzung. Wer nicht ißt, wird sterben. Wenn Ihr das Sexuelle unterdrückt, werdet Ihr in manche Fehler und Irrtümer verfallen. Die Gesellschaft wird Schaden davon haben, und auch Euer eigenes Leben wird nicht in Übereinstimmung mit dem Göttlichen sein, solange Ihr Euch nicht liebt und Euch Eurer Gefährtin widmet. So wie man Nahrung zu sich nimmt, wenn man hungrig ist, bedarf auch das sexuelle Verlangen der Erfüllung. Aber erkennt bei alledem: Die Seele in Euch bleibt von allem unberührt. So wird jeder Augenblick Eures Lebens geisterfüllt, spirituell. Der Geist, das Feuer der Seele, gibt das Leben, die Kraft zum Handeln. Die Atmung geht unentwegt weiter. Sogar bei sinnlichen Freuden fühlt, daß Ihr die Kraft zu alledem von Gott habt. Gott gewährt alle Freuden.

Einstmals, noch vor aller Schöpfung, war Gott der einzige, der existierte. Er hatte aber keine Freude, keine Seligkeit (da er allein war). Er hatte den Wunsch, sich zu vervielfältigen, viele zu sein. So schuf er die Vielheit der Wesen und Geschöpfe und ward in ihnen. Und wir, die vielen, die wir Gott in uns tragen, haben Umgang miteinander, Freude und Streit, und bei alledem entwickeln wir uns weiter. Alles dient unserer Erziehung. Wir machen viele Fehler. Aber durch Fehler werden wir belehrt und verbessert. Sie dienen unserer Erziehung. Leidenschaften und Zorn sind Teil unserer Erziehung. Wenn wir auf die Seele im Innern achthaben, werden wir allen Ärger und Zorn und alles Böse von uns abweisen können.

Die Milch enthält Protein. Wir sehen dies aber nicht, wir müssen die Milch erhitzen, und dann etwas Zitronensaft hinzugeben, dann sehen wir, wie die Milch sich in Protein und in Wasser aufspaltet. Das Wasser schütten wir weg und behalten das reine Protein. Auf ähnliche Weise können wir durch Yoga unser Schlechtes und Böses hinausschaffen und erkennen, daß es die göttliche Seele in uns ist, die handelt.

Der Vers bei Patañjali über den Kriya-Yoga lautet: *tapaḥ-svādhyāyeśvarapraṇidhānāni kriyāyogaḥ.* Nur erläutere ich Euch das *svādhyāya. Svādhyāya* bedeutet Studium religiöser Bücher. Es gibt tausend und abertausend religiöse Schriften. Ob im Hinduismus, ob im Christentum oder im Islam, jede Religion besitzt eine Unmenge religiösen Schrifttums. Wenn Ihr die Schriften aller Religionen lesen wollt, so gelangt Ihr dadurch noch lange nicht zur Selbst-Verwirklichung und Erleuchtung. Wenn Ihr im Hotel nur die Speisekarte lest, so werdet ihr dadurch nicht satt. Die rechte Bedeutung von *svādhyāya* ist: Ihr sollt die in religiösen Büchern beschriebene Wahrheit im täglichen Leben anwenden. Das Wort *svādhyāya* besteht aus *sva* und aus *adhyāya. Sva* bedeutet die Seele, die in jedem menschlichen Körper gegenwärtig ist, *adhyāya* bedeutet: studieren. Wir sollen die Seele in uns suchen. Wir sollen unser eigenes Selbst ergründen.

Die Kokosnuß ist äußerlich mit Bast bedeckt und hat eine harte Schale. Wenn Ihr die harte Schale nicht aufbrecht, werdet Ihr nicht an das Fruchtfleisch herankommen. In unserer Körperschale ist stets die göttliche Seele gegenwärtig, aber unser äußeres Wesen ist stets in Illusionen, Täuschungen und Irrtümer verstrickt. Solange Ihr Euch nicht nach innen wendet und in Euch selber sucht, könnt Ihr Gott nicht erkennen. In vielen Büchern wird beschrieben, wie man sich nach innen wendet und ins eigene Zentrum geht. Wenn man diese Bücher aber nur liest, ohne sie im täglichen Leben anzuwenden, wird man keine Selbst-Verwirklichung erreichen. Das Selbst, die Seele, ist immerzu im Körper vorhanden. Wenn Ihr meditiert und die Kriya-Technik anwendet, werdet Ihr erfahren, daß die Seele stets in Euch ist. *Svādhyāya* meint, daß Ihr die Seele in jedem einzelnen Teil Eures Körpers suchen sollt. Ohne die Seele sind die fünf Sinne des Körpers inaktiv, die Glieder können sich nicht bewegen, nur durch die Kraft Gottes können Eure Hände tätig werden, und wenn Ihr darauf achtet und dankbar seid, dann ist dies *svādhyāya.* Ohne Seele hört Ihr nichts. Wann immer Ihr etwas hört, solltet Ihr dabei Gott lieben und fühlen, daß Gott die Kraft gibt, Worte oder Lieder zu hören. Wenn Ihr stetig auf Gott achtet, in allen Wahrnehmungen der fünf Sinne, dann übt Ihr wahres *svādhyāya.* Es bedeutet, Gott zu suchen in jedem Teil Eures Körpers, bei allem, was Ihr tut.

Erziehung umfaßt stetiges Lernen. Lernt, stets auf die innewohnende Seele zu achten, die durch Euren Organismus tätig ist. Bei allem was Ihr tut, solltet Ihr Euch in das Zentrum, in Eure Seele zurückziehen, das ist *svādhyāya.*

Die Juden lesen immerzu in ihren Schriften. Aber sie wenden das, was in der Thora geschrieben steht, nicht an im täglichen Leben. Die Christen lesen in der Kirche auch viel in ihren Schriften. Aber die Priester lehren nicht, wie man das Gelesene im Alltag anwenden muß. Christus sagte: Ihr seid vom Fleische geboren, darum seid Ihr auch fleischlich gesinnt. Aber Ihr sollt von oben her neu geboren werden aus Wasser und Geist. Jesus lehrte auch: »Das Reich Gottes ist in Euch.« Wenn Ihr durch

Meditation die Energie aus den niederen Zentren zurückziehen und zu den höheren Zentren im Innern des Kopfes hochziehen könnt, dann ist dies wahres *svādhyāya,* durch das Ihr Gott finden könnt.

Auch im Hinduismus lesen die Menschen viele heilige Schriften. Es steht zwar in diesen Büchern die Wahrheit, nämlich wie man die Energie vom Steißbeinzentrum die Wirbelsäule hochzieht zur Hypophyse, aber sehr viele lesen es nur und wenden es nicht an im täglichen Leben. Es heißt in den Yoga-Shastras: Euer ganzer Körper vermittelt Euch nur Illusionen, Täuschungen und Irrtümer. Die Seele ist ganz aufgesogen von den Empfindungen der unteren Nervenzentren der Wirbelsäule. Man soll nun die seelische Energie mit Hilfe des Kriya-Yoga hochziehen zur Hypophyse im Gehirn. Wenn Ihr das aber nicht praktisch übt, werdet Ihr von Gott nichts erkennen können. Aber wenn Ihr es ausführt, werdet Ihr erleben, wie die ganze Kraft die Wirbelsäule entlang hochsteigt zum Gehirn. Es ist wie mit der Milch. Wenn man Sahne will, muß man die Milch schlagen, dann wird die Sahne hochsteigen. Wenn Du aber die Milch nicht schlägst und bloß hoffst, daß Sahne entsteht, wird das nicht klappen. Ebenso ist es mit dem Kriya-Yoga. Wenn Ihr nicht Euren ganzen Organismus in Bewegung bringt, kann die seelische Energie nicht die Wirbelsäule entlang hochsteigen zum Gehirn. Richtet Eure Aufmerksamkeit auf die Seele. Hundertprozentige Konzentration auf die Seele. Wenn Ihr das tut, werdet Ihr den Zustand der Formlosigkeit erreichen. Ihr sollt dies also praktisch üben, wirklich tun, und Ihr werdet sichere Ergebnisse erhalten. Das ist *svādhyāya:* Ihr sucht die Seele, Ihr zieht die Energien aus den niederen Zentren und lenkt sie nach oben zur Hypophyse hin. Das ist wahres *svādhyāya.* Wenn Ihr ein paar tausend Bücher lest, werdet Ihr ein Bücherwurm sein, aber Ihr werdet nicht die wahre Seligkeit Gottes kosten können, die in Eurem ganzen Organismus gegenwärtig ist. Das aber meint *svādhyāyesvara.*

Ich erläutere nun das *īśvarapraṇidhāna.* Das Wort besteht aus *īśvara* und *praṇidhāna.* Achtet in Eurem täglichen Leben stets auf Gott, die Kraft Gottes im Innern des Gehirns, von der alle Kraft herkommt und durch die der Körper tätig werden kann. Gott ist der Lenker Eurer Körper-Maschine. Er ist das innewohnende Selbst. Wenn Ihr nicht praktisch übt, die Technik anwendet, werdet Ihr Gott nicht erkennen können. Um die Wahrnehmung Gottes zu erlangen, braucht Ihr eine seelische Schulung und eine Methode. So wie ein Flugzeug vom Boden abhebt und durch die Luft fliegt, weil der Pilot die Technik des Fliegens beherrscht und wir dadurch große Entfernungen in kurzer Zeit zurücklegen können, so ist es bei Kriya-Yoga. Es gibt verschiedene Techniken. Im 1. Kriya sind es vier. Wenn Ihr diese übt, mit größter Aufmerksamkeit und in der richtigen Körperhaltung, dann werdet Ihr im praktischen Leben Gott wahrnehmen und erkennen können. Ich sehe Euch, aber ohne die Seele kann ich nichts sehen. Wenn ich fühle, daß jemand in mir ist, der sieht, und dieser Sehende auf Euch schaut, und dieser Sehende in all dem, was er schaut nur die lebendige Gegenwart Gottes erblickt – wenn ich darauf meine Aufmerksamkeit richte im täglichen Leben, so erlange ich dadurch die Befreiung. Ich brauche nicht den ganzen Tag mit geschlossenen Augen dasitzen und nach innen schauen und meditieren, ich kann den ganzen Tag nach außen blicken und zusehen, wie der Sehende in mir sieht. Mein Sehvermögen ist das Sehvermögen Gottes, des Sehenden in mir, und das was ich seehe, ist auch Gott, die Seele. Ohne Seele ist überhaupt nichts. Die Seele, das ist der *ātman*, alldurchdringend, überall gegenwärtig.

Eure fünf Sinne führen Euch immerzu in die äußere, materielle Welt hinaus, so daß Ihr Gott nicht erkennen könnt. Wenn Ihr aber Kriya-Yoga übt, und zwar dieses *praṇidhāna* im täglichen Leben anwendet, dann werdet Ihr, wann immer Ihr etwas hört, Gott um so mehr lieben, weil Ihr wißt, daß Ihr nur durch Gott hören könnt. Und so werdet Ihr durch das Hören Gott erkennen können. Wenn Ihr Kriya-Yoga übt, werdet ihr in allem, was Ihr berührt, Gott fühlen können. Wir riechen auch nur mit Gottes Hilfe. Wenn Ihr nun Kriya-Yoga übt, werdet Ihr ganz sicher zum ständigen Gewahrsein dessen kommen, daß *īśa* – Gott – die Kraft Gottes überall gegenwärtig ist. Wenn Ihr durch Kriya-Yoga die *kuṇḍalinīśakti* aus dem untersten Zentrum, dem Steißbeinzentrum, die Wirbelsäule entlang hochziehen könnt zur Hypophyse im Kopf, dann werdet Ihr überall *īśa*, Gott, die Kraft Gottes fühlen können, und wenn Ihr das könnt, dann ist das *īśapraṇidhāna.* Die Wahrnehmung des göttlichen Selbst im alltäglichen Leben ist *īśapraṇidhāna.* Wenn ihr stetig Gott wahrnehmt, stetig auf die Kraft Gottes achtet, wie Er durch Euch handelt, wie Er Eure Hand bewegt, wie Er durch Euch spricht, wie er durch Euch sich bewegt, geht. In der Bhagavadgita gibt es einen Vers, der die Erfahrung Gottes im alltäglichen Leben betrifft: »Wenn Du etwas siehst, sollst Du wissen, daß Gott der

Sehende in Dir ist, wenn Du etwas hörst, sollst Du Dir sagen: Gott ist so gut zu mir, immerzu atmet er durch mich ein und aus, und erst dadurch vermag ich zu hören. Gott ist immerzu in mir, und erst dadurch vermag ich zu fühlen. Wenn Gott nicht durch mich einatmet, sterbe ich. Was immer ich esse, das ißt Gott durch mich.« Wenn Ihr das fühlt, dann ist das *iśapraṇidhāna*. Wenn Ihr etwas riecht, wenn Ihr fühlt, daß es die Seele in Euch ist, die riecht, dann ist dies *īśapraṇidhāna*. Wenn Ihr geht, dann fühlt bei jedem Schritt, daß Gott in Euch ist und daß die Seele, Gott, durch Euch geht. Ihr denkt nach, ob Ihr dies oder jenes tun sollt, aber ohne die Seele könnt Ihr nicht nachdenken. Wenn Ihr träumt, dann ist es die Seele in Euch, die träumt. Ihr unterhaltet Euch, aber ohne die Seele könnt Ihr dies nicht tun. Fühlt, daß Ihr glücklich seid, daß Ihr mit Euren Freunden oder Euren Kindern sprechen könnt. Fühlt, daß Gott, der eigentlich Handelnde immer in Euch ist. Wenn Ihr das wahrnehmt, dann ist das *īśapraṇidhāna*. Wenn Ihr lacht, dann denkt, daß die Seele in Euch lacht. Seid glücklich darüber. Auch wenn Ihr Kummer habt, seid glücklich, daß Ihr das überhaupt wahrnehmen könnt. Bei allem, was ich durch meine offenen Augen sehe, schaue ich gleichzeitig den, der sieht. Mit geschlossenen Augen sehe ich zwar nichts Äußerliches, aber ich sehe die alldurchdringende Seele, mein innewohnendes Selbst, das allgegenwärtig und im ganzen Universum ausgebreitet ist, als Krishnas alldurchdringender Leib, alles umfassend, Himmel und Erde.

Wenn Ihr nun Kriya-Yoga übt und im *parāvasthā* seid, im überbewußten Zustand, wenn Ihr fühlt, daß Euer Kopf im hohen Himmel sich befindet und Euer Körper das ganze Universum umfaßt, dann nehmt Ihr nicht mehr Euren grobstofflichen Körper wahr, sondern Euren unsichtbaren Körper, die Seele, die das ganze Universum durchdringt. Wenn ihr *tapas* übt – das ist Kontrolle des Atems – dann erreicht Ihr über die Kontrolle des Atems Kontrolle über das innere Selbst.

In der *Iśa-Upaniṣad*, im letzten Vers, heißt es: »O göttliches Feuer, o Seele, stets bist du gegenwärtig im Innern des Kopfes, o bitte führe mich auf der königlichen Straße [gemeint ist die Wirbelsäule] vom Steißbeinzentrum bis zur Hypophyse, zu Gott, o führe mich liebevoll. O Gott, o Feuer, o Seele, Du kennst all die dunklen Seiten in meinem Wesen, all das Schlechte und auch die guten und schönen Seiten. Schütze mich vor allem Bösen, vor Sünden, Ärger.« Diese Bitte richtet sich an die Seele, das Feuer im Innern des Kopfes. O Gott, wenn du mir stetiges

Bewußtsein des inneren Selbst verleihst, dann werde ich die immerwährende Befreiung erlangen. Ich beuge mich tausend und abertausend Mal vor Dir in meinem inneren Feuer, *tapas*, der Seele, die mich immer neu Atem holen läßt. *Svādhyāya*: Wenn Ihr stetig darauf achtet, daß die Seele in Euch der wahre Handelnde ist, egal, was immer Ihr tut, ist Gott der wahre Handelnde. Wenn Ihr das erkennt, könnt Ihr es auch im Alltag anwenden. Aber ohne *īśapraṇidhāna,* wenn Ihr dies nicht praktisch übt, könnt Ihr nicht erkennen, daß Gott stets durch Euch handelt. Durch die Praxis des Kriya-Yoga könnt Ihr Euren Verstand, Euren Intellekt, Euer Ego zurückziehen, ausschalten, ebenso könnt Ihr eure biologischen Kräfte zurückziehen und Eure psychische, geistige Enerige wahrnehmen. Dadurch werdet Ihr Ruhe erlangen. Und diese Ruhe ist Göttlichkeit. Gott befindet sich in der Hypophyse, still und unberührt von allem, aber wir glauben, er sei weit entfernt von uns. Statt dessen ist er in jedem menschlichen Wesen gegenwärtig. Das meint *īśvarapraṇidhāna.* Wenn Ihr das täglich übt und den Kriya-Yoga anwendet, bei allem was Ihr tut, und fühlt daß Gott der Handelnde in Euch ist, dann erlangt ihr die immerwährende Befreiung. Die Kraft Gottes, das Feuer, *tapas,* ist dort oben gegenwärtig und das solltet Ihr suchen. Das ist *svādhyāya.* Sucht Ihn, Er ist überall gegenwärtig. Ihr solltet dies praktisch üben, täglich, regelmäßig, Ihr solltet es immerzu in Eurem Alltagsleben anwenden. Die Kriya-Technik ist nicht um ihrer selbst willen da, sie ist dafür da, das Ziel zu erreichen, und zwar so schnell wie möglich. Der Flugzeugpilot wendet eine Technik an, das Flugzeug hebt vom Boden ab und in einem Zeitraum von neun Stunden fliegt er mich nach Indien. So ähnlich ist es, wenn Ihr *īśvarapraṇidhāna* übt, und zwar für längere Zeit ununterbrochen, wenn Ihr Tag und Nacht auf das *kri* und das *ya* achtet, mit Liebe Euch bewußt seid, wie gut Gott Euch ist, daß er Euch stetig das Leben erhält. Dann wird Eure spirituelle Grundlage festgegründet sein. Und Ihr werdet wahrnehmen, daß Gott ganz nahe bei Euch ist, aber ebenso ganz weit entfernt, außerhalb des Körpers. Das sollt Ihr erkennen. Er ist sehr nahe und er ist sehr weit. Er befindet sich im innewohnenden Selbst, Er ist in jedem menschlichen Wesen, überall im ganzen Universum ist Er gegenwärtig. Das sollt Ihr erkennen. Wenn Ihr Euch nicht damit Zeit laßt, sondern fleißig Kriya-Yoga übt, werdet Ihr bemerken, wie Euer Leben sich verändert. Wenn die Mangofrucht grün ist, schmeckt sie sauer. Aber von Tag zu Tag verändert die Mango sich. Allmählich ändert sich ihre Färbung und sie wird immer süßer. Ebenso sollt Ihr Tag für Tag fühlen, daß Gott süß ist und auch Ihr. Daß Gott vollkommen ist und auch Ihr. Daß Gott liebevoll und gut ist, und auch Ihr. Daß Gott rein ist, und Ihr ebenso. Gott ist die Liebe und auch Ihr sollt alle Menschen lieben und Gott überall suchen. Das ist *īśvarapraṇidhāna.* Wenn Ihr das praktisch übt, werdet Ihr Befreiung haben.

Wenn Ihr ganz genau achthabt auf die Wahrnehmung einer Bewegung im ganzen Organismus, die Schwingung Gottes in Euch, dann ist dies Euer *svādhyāya, sva* und *adhyāya*: Ihr achtet auf Gott in jedem Körperteil, in jedem Zentrum, in jedem Glied des Körpers. Liebt ihn dafür, daß Eure Atmung stetig weitergeht, auch wenn Ihr nicht darauf achtet. Beobachtet die drei Manifestationen Gottes: Feuer, das bedeutet Licht, Schwingung und Ton. Das ist rechtes *tapas.* Die erste Stufe des *tapas*: Durch *mahāmudrā* wir die göttliche Schwingung in der gesamten Wirbelsäule wachgerufen, auch im Gehirn, in den Armen, Händen, Schenkeln, Füßen, Zehen, Fingern, überall. Diese Wahrnehmung des Geistes ist *svādhyāya.* Die gewöhnliche Übersetzung des svadhyayesvara ist: Studium religiöser Bücher. Aber durch das Studium all dieser Bücher könnt Ihr nicht diese göttliche Schwingung bekommen. Aber Ihr übt diese Technik und könnt Gott wahrnehmen in jedem Teil des Körpers. Von der Fontanelle oben bis hinunter zum Boden. Ununterbrochen schwingt es und Ihr beobachtet das. Ganz genau habt Ihr acht auf das Göttliche, wie es in Euch schwingt, von oben bis unten. Das Lesen spiritueller Bücher ist nur äußerliches *svādhyāya.* Aber durch das Üben des Kriya-Yoga erreicht Ihr das geistige *svādhyāya.* Daß Ihr Eure Seele wahrnehmt, und zwar in jedem Zentrum der Wirbelsäule, das ist *svādhyāya.* Ich sage nicht, daß Ihr keine religiösen Schriften lesen sollt, aber Ihr solltet anwenden, was Ihr in den Büchern gelesen habt, und zwar im alltäglichen Leben. Das ist *svādhyāya.*

Jedes menschliche Wesen ist dazu geboren, Frieden, Glückseligkeit und Freude zu erlangen. Dieser Friede, diese Seligkeit und Freude werden erst erreicht durch Selbst-Verwirklichung. Das Selbst ist die Seele und die ist immer in Euch. Aber die Selbst-Verwirklichung ist nicht eher möglich, bis das menschliche Wesen eine gute Führung erhält und gleichzeitig die richtige Technik. Um Autofahren zu lernen, braucht man einen Meister, der die richtige Technik lehrt, und Ihr müßt diese richtig lernen. Wenn Ihr dann aber nicht längere Zeit übt, verlernt Ihr das

Autofahren wieder. Es gibt viele Wege zur Selbst-Verwirklichung, Gottesverwirklichung. Durch bloßes Bücherlesen lernt man nicht schwimmen. Ihr braucht einen Lehrer und Ihr braucht die richtige Methode.

Und jetzt wollen wir alle gemeinsam Kriya-Yoga üben.

Kriya-Yoga – Die Basis aller Religionen – Vortrag vor der Washington Ethical Society, Washington, D.C.

Das Selbst ist frei von Unwissenheit und Täuschung. Das Selbst verleiht Unsterblichkeit, Frieden, Glückseligkeit, Freude. Ohne das Selbst zu erkennen, gibt es kein Entrinnen. *oṃ śāntiḥ, oṃ śāntiḥ, oṃ śāntiḥ*. Ich verneige mich vor meinem *paraṃguru, paraparaṃguru, paramiṣṭaguru.*

Thema dieses Vortrags ist: »Kriya-Yoga ist die Basis und Einheit aller Religionen.« Was ist das Ziel jeder Religion? Das Ziel jeder Religion ist Ruhe. Ruhe, das ist Göttlichkeit. Aber was haben uns die Religionen gebracht? Nur Chaos. Wir machen Lärm in der Kirche, wir machen Lärm im Tempel, wir machen Lärm in der Moschee. Wir singen Mantras, wir fasten, aber Ruhe wird in den Religionen nicht gelehrt.

Nur Kriya-Yoga lehrt, wie man Ruhe findet. Ruhe ist Göttlichkeit. Zurückgezogenheit ist der Preis innerer Größe. Wenn Ihr diese Kriya-Yoga-Technik übt, werdet Ihr in kurzer Zeit Ruhe verspüren, schon nach fünf Minuten. Die Kriya-Yoga-Technik kann euch göttliche Schwingung, kann Euch göttliches Licht in kurzer Zeit vermitteln.

Die Schlangenkraft jedes Menschen ist im Körper anwesend. Damit sind Einbildung, Täuschung und Irrtum gemeint, die in jedem anzutreffen sind. Bevor Ihr nicht Einbildung, Täuschung und Irrtum durch die Praxis von Kriya-Yoga loswerdet, könnt Ihr die Seele nicht empfangen, könnt Ihr die Seele nicht wahrnehmen, könnt Ihr die Seele nicht verwirklichen. Kriya-Yoga gibt die Kraft, diese Fähigkeit auszubilden.

Das Gemüt aller Menschen ist ruhelos. Den ganzen Tag über sind sie voller Empfindungen, voller Gedanken, voller Sorgen, voller Ängste und Aktivitäten. Dadurch sind sie verstrickt in weltliche Dinge. Ihre Herzen werden sehr schwach. Sie werden nervös. Aber durch Kriya-Yoga können Nervosität und Herzbeschwerden leicht beseitigt und ein einfacher Gemütszustand erreicht werden. Ob Ihr Selbstverwirklichung wollt oder nicht, spielt dabei keine Rolle. Durch diese Art der Meditation kann jeder Mensch Ruhe, ein ausgeglichenes Gemüt und Freundschaft herstellen und seine Probleme in der Familie und am Arbeitsplatz lösen.

»indriyāṇāṃ mano nāthaḥ« Die Yoga-Schriften sagen, daß der Verstand der Meister der fünf Sinnes-Telefone ist. Unsere fünf Sinnes-Telefone sind von den materiellen Dingen in Anspruch genommen. Wir sind in die materielle Welt verstrickt und können so die Ruhe und Göttlichkeit, die in jedem Menschen anwesend sind, nicht erkennen.

»manonāthas tu mārutaḥ« Ihr solltet Eure Atmung durch tiefe Atemzüge kontrollieren, dann könnt Ihr äußerste Ruhe finden. Anders könnt Ihr nicht ruhig werden. Bei Nacht, wenn Ihr ins Bett geht – atmet Ihr tief; während dieser Zeit findet Ihr Ruhe. Die Menschen sind immer mit ihren weltlichen Empfindungen beschäftigt. Ihr Gemüt, Intellekt und ihre fünf Sinnes-Telefone sind ihre Feinde. Bevor sie sich nicht zurückziehen und ins Zentrum gehen, können sie keine Ruhe finden.

In der Kriya-Yoga-Praxis macht Ihr tiefe Atemzüge, wodurch Ihr ausreichend Sauerstoff bekommt, der die Nahrung für das Gehirn ist. So nimmt die Kraft Eures Gehirns zu, und das Gehirn wird frei.

»mārutasya layo nāthaḥ« Wenn ein Mensch die Kriya-Yoga-Tiefatmung praktiziert, kann er seine Atmung kontrollieren. Durch jeden unserer Gemütszustände verändert sich die Atmung. Im Zorn atmen wir schneller. Bei Ärger beschleunigt sich unser Herzschlag. In Angst verändert sich unsere Atmung; aber wenn wir schlafen, finden wir Ruhe. Auch dann verändert sich unsere Atmung. In der Kriya-Yoga-Technik nehmen wir dieselben tiefen Atemzüge wie während unseres Schlafes. Nur ein Kriya-Yoga-Lehrer kann diese Technik lehren, mittels der Ihr in kurzer Zeit Ruhe erlangen könnt. Innerhalb kurzer Zeit könnt Ihr Euer Gemüt vom Körper zurückziehen, von Eurer Umgebung, vom Universum und Ihr erreicht den einfachen Gemütszustand. Vom Gemüt gehen wir zur Intelligenz, von der Intelligenz zur Intuition, von der Intuition zum Wissen, vom Wissen zum Bewußt-Sein, vom Bewußt-Sein zum Überbewußtsein, vom Überbewußtsein zum kosmischen Bewußtsein und zur Weisheit und Weisheit ist die Stufe der Gottesverwirklichung.

In den heiligen Schriften heißt es: *»prajñānaṃ brahma«*.

Wenn Ihr beim Kriya-Yoga-Üben tief atmet, könnt Ihr zur selben Zeit den göttlichen Ton hören. *»sa layo nādam āśritaḥ«*. Die Kriya-Yoga-Technik kann Ruhe und Göttlichkeit innerhalb kurzer Zeit vermitteln. Ihr werdet die Welt vergessen. Ihr werdet übersinnliche Empfindungen in Eurem Körper erfahren. Ihr werdet einen mächtigen Ton hören. Ihr werdet auch inneres Licht sehen. Das göttliche Königreich besteht in jedem menschlichen Körper. In der Bibel steht geschrieben, daß das Königreich des Himmels in Euch ist. Mit der Kriya-Yoga-Technik könnt Ihr diesen Himmel erreichen.

Jetzt spreche ich über die Technik. In den *Yoga-Śāstras* wird gesagt:

mūlapadme kuṇḍalinī yāvad nidrāyitā prabhu,
tāvat kiṃcid na siddhataṃ tantramantrārcaṇādikam.

Wenn Ihr den Energiestrom der Kundalini nicht vom Steißbeinzentrum zur Fontanelle hochziehen könnt, dann könnt Ihr auch nicht die Wahrnehmung Gottes, die Erkenntnis Gottes, die Verwirklichung Gottes erfahren. Wie das gemacht wird, wird in keiner Kirche gelehrt, in keinem Tempel. Statt dessen machen die Menschen Lärm.

In den Upanishaden wird gesagt:

yad vācānabhyuditaṃ yena vāg abhyudyate
tad eva brahma tvaṃ viddhi nedaṃ yad idam upāsate.

Was die Sprache nicht offenbaren kann, aber woher die Sprache kommt, wisse, das allein ist Gott – und nicht was die Menschen hier verehren. Bevor Ihr nicht das Land bestellt und Samen in den Boden gesät habt, könnt Ihr keine Ernte erwarten. Überall in der gegenwärtigen Zeit werdet Ihr Verfälschungen und Verwüstungen vorfinden. Darum wird in den heiligen Schriften gesagt:

yadā yadā hi dharmasya
glānir bhavati bhārata,
abhyutthānam adharmasya
tad ātmānaṃ sṛjāmy aham.

Gott selbst hat gesagt: »Wann immer ich Falschheit bei den Menschen finde, sogar über die Wahrheit und Religion, verkörpere ich mich wieder. So kommt alle fünf- bis sechshundert Jahre ein Lehrer auf die Erde. Aus diesem Grunde ist Babaji gekommen. Er kam und lehrte seine Schüler Lahiri Baba, Yukteswarji und Paramahansaji diese Kriya-Yoga-Technik, welche Ruhe und Einheit in alle Religionen bringen kann. Das ist keine Frage der Person, der Kaste, des Glaubensbekenntnisses. Es ist nur eine Frage der Empfänglichkeit. Wenn jemand danach verlangt, dann kann er diese Ruhe finden.

prāṇāyāmata ṛte anyāt tārakaṃ narakāt iva
saṃsārasāgaraṃ ajñānaṃ tārakaṃ

Ihr habt eine natürliche Fähigkeit, Eure Atmung zu kontrollieren, aber keine natürliche Fähigkeit, Euer Herz zu kontrollieren. Mit der Kontrolle Eurer Atmung könnt Ihr Euer Herz kontrollieren. Wenn Ihr Euren Atem für kurze Zeit anhaltet, könnt Ihr spüren, wie Euer gesamter Organismus davon betroffen ist. Euer Gehirn, Gewebe, Zwerchfell und alles andere ist verändert. Ebenso hat sich Euer Herzschlag verändert. Er wird verlangsamt sein, und wenn Ihr dies regelmäßig übt, werdet Ihr ein starkes Herz bekommen. Im allgemeinen sind die Menschen ganz mit Alltagsdingen, mit weltlichem Theater beschäftigt. Dabei bekommen sie Herzbeschwerden, weil sie nicht wissen, wie sie ihr Gemüt kontrollieren können. Die Kriya-Yoga-Technik kann ihnen beibringen, wie man ein ausgeglichenes Gemüt erlangt, wie man Freundschaft erwirbt, wie man gut arbeitet und wie man sich taktvoll ausdrückt. Ihr Leben in diesem Universum wird glücklich sein. Deshalb sagt Euch Kriya-Yoga, solange Ihr nicht Euren Atem kontrolliert, gibt es keine Rettung aus der Sünde, in die Ihr verstrickt seid. Diese Welt ist ein Ozean von Sünden. Ihr müßt Eure fünf Sinnes-Telefone nach innen ziehen und Freundschaft mit ihnen schließen. Wenn Euer Auge Euer Freund ist, werdet Ihr durch Euer Sehen erfahren, daß die Seele im Körper weilt. Ebenso könnt Ihr erfahren, wie die Seele durch Euch arbeitet und augenblicklich könnt ihr Freundschaft mit Euren fünf Sinnes-Telefonen schließen. Diese Kriya-Yoga-Technik kann Frieden und eine ganzheitliche Entwicklung gewähren und fördern. Diese Kriya-Yoga-Technik ist eine vortreffliche, einfache, leichte Technik und sichere Technik. Die, die sie erhalten haben, haben es gefühlt. Am Tag ihrer Einweihung haben sie die übersinnliche Empfindung: Göttlichkeit, Ruhe und die dreifachen göttlichen Qualitäten darin, erhalten.

Kriya-Yoga ermöglicht eine gleichzeitige Entwicklung von Körper, Gemüt, Intellekt, materieller Existenz und Seele. Wenn Ihr diese Technik übt, wird Euer Körper vernünftig und gesund werden. Ihr gebt Druck auf Euren Dickdarm, um eine normale

Verdauung zu fördern und massiert die Leber, was die Ausscheidung der Galle und andere Faktoren anregt und eine gute Verdauung der Nahrung begünstigt. Wenn Ihr Druck auf die Bauchspeicheldrüse ausübt, dann wird Insulin ausgeschüttet und der Blutzuckerspiegel bleibt normal. Die Absonderung von Salzen durch die Adrenalin-Drüse wird ebenso stimuliert. Alle endokrinen Drüsen werden in ihren Funktionen mehr ausbalanciert: das führt zu Gesundheit, Stärke und Zufriedenheit. Euer Gehirn wird fruchtbar sein. Ihr bekommt eine schnelle Auffassungsgabe und Schlagfertigkeit durch die Kriya-Yoga-Technik. Zur selben Zeit erfahrt Ihr Gottesverwirklichung, weil Ihr Ruhe erlangt. Sauerstoff ist die Nahrung Eures Herzens; durch ihn bleibt Euer Herz gesund. Durch Kriya-Yoga werdet Ihr den atemlosen Zustand erreichen. Ihr werdet länger leben, ihr werdet besser arbeiten und Euch an der Welt für längere Zeit erfreuen.

Ihr nehmt Nahrung zu Euch – daraus entsteht Euer Körper. Im Körper entsteht das Gemüt. Nahrung gibt uns zwei Qualitäten: die eine für die Hölle, die andere für den Himmel. Die eine gibt Tierhaftigkeit, die andere Göttlichkeit. In den Schriften ist gesagt, daß wir durch die Nahrung unser Gemüt erhalten. »*mana eva manuṣyāṇāṃ bandhamokṣayoḥ kāraṇam.*« Durch das Gemüt werden wir abhängig. Zum Beispiel dreht sich unser Gemüt immerzu um Sexualität. Natürlich, es ist wesentlich, aber wenn Ihr Kriya-Yoga übt, könnt Ihr sogar über sexuelle Empfindungen Gott wahrnehmen. In Eurem Besitzstreben könnt Ihr Gott wahrnehmen. In Eurem Hunger nach Nahrung könnt Ihr Gott erkennen. Durch jede Eurer Sinnestätigkeiten könnt Ihr Gott wahrnehmen. Wenn Ihr sexuelle Gefühle habt, dann ist die Seele anwesend. Ihr könnt wahrnehmen, daß die Seele unberührt verweilt, während Ihr Euch sexuell vergnügt. Die Kriya-Yoga-Technik wird Euch andauernde göttliche Wahrnehmung geben – Tag und Nacht. Wenn Ihr fähig seid, Euer Gemüt zu verändern, könnt Ihr das Göttliche, Frieden, Glückseligkeit und Freude erfahren. Ihr könnt darüber urteilen, was richtig und falsch ist.

Jede Person über 13 Jahre kann diese Kriya-Yoga-Technik üben. Diese Technik ist hilfreich für Studenten, denn bei ausreichender Versorgung mit Sauerstoff, werden ihre Gehirne gesund sein, so daß sie ihren Lernstoff innerhalb kurzer Zeit bewältigen können. Kriya-Yoga fördert auch den Erwerb von ausreichendem Wohlstand. Die Kriya-Yoga-Technik bringt Erlösung. Wenn die Menschen diese Technik praktizieren, dann können sie, gleich welcher Religion sie angehören, ein ausgeglichenes Gemüt erlangen. Sie werden Göttlichkeit erhalten. Jede Religion spricht schlecht über andere Religionen. »Meine Religion ist die beste Religion.« Nein: »Meine Religion ist die beste Religion.« Aber sie wissen nicht, was ihre Religion wirklich ist. Wenn sie diese Technik üben, werden sie die Einheit hinter allen Religionen fühlen. Sie werden fühlen, was Gott ist. Es gibt nicht viele Götter oder einen bestimmten Gott für jede Religion. Gott ist Eins. Die Seele ist Eins. Sie können es erkennen.

»piṇḍe kuṇḍalinīśaktiḥ.« Gott hat den gesamten physischen Körper so geschaffen, daß die Menschen ihre Aufmerksamkeit immer unterhalb ihrer Augenbrauen halten. Dort sind die physiologischen Sinne, die bewirken, daß sie in Täuschung, Illusion und Irrtum verstrickt sind. Die Wahrheit ist an anderer Stelle angesiedelt. Sie befindet sich im seelischen Wahrheitsbezirk innerhalb des Schädels. Von dort aus kann ein Mensch alles beurteilen.

Die Kriya-Yoga-Technik ist der schnellste Weg zum Erfolg. Viele der hier anwesenden Damen und Herren praktizieren Kriya-Yoga. Sie fühlen den wirklichen Effekt und Nutzen von Kriya-Yoga. Sorgen und Ängste vergehen. Sie meditieren gewissenhaft, dadurch können sie Gottesverwirklichung noch während ihres jetzigen Lebens erreichen. Kriya-Yoga ist wie eine Schnellstraße. Er bringt mathematisch genaue Resultate. Kriya-Yoga ist der angewandte Teil des *Vedānta*, des *Darśanaśāstra*, *Sānkhya*, Upanishaden, der Gita und der Bibel. Er ist die Kombination von Jnana-, Karma- und Bhakti-Yoga. Ohne Bhakti gibt es keine Gotteswahrnehmung. Karma findet in der Wirbelsäule statt, welche Ihr, mit Hilfe der Kriya-Yoga-Technik, spirituell magnetisieren könnt. Gefahr steckt im Steißbeinzentrum, dem Geldzentrum. Ihr wollt Geld. Ihr wollt Wohlstand, Häuser, Autos, einen guten Ehemann, eine gute Ehefrau – zweifellos, aber ebenso verlangt Ihr gute Gesundheit, einen guten Verstand und ein langes Leben. Wenn ihr nicht Kriya-Yoga praktiziert, könnt Ihr Eueren Wohlstand nicht genießen. Ihr könnt Billionäre sein, aber wer wird den Wohlstand genießen, wenn Ihr im Alter von dreißig oder vierzig Jahren sterben werdet? Wer wird dann genießen, wenn Ihr Herzbeschwerden habt? Kriya-Yoga kann Euch die Kraft geben, Herz und Lungen gesund zu erhalten.

Im Kreuzbeinzentrum fühlen die Menschen den Geschlechtstrieb. Sie können ihre Gefühle davon nicht zurückziehen. Durch die Aufladeübungen für die Wirbelsäule könnt Ihr Eure Lebenskraft in alles vollendete göttliche Kraft umwandeln, die wiederum Eure körperliche, mentale und spirituelle Regeneration und Verjüngung beschleunigt. Jeden Augenblick, bei jeder Handlung, in jedem Gedanken, könnt Ihr das »*kri*« und »*yā*« wahrnehmen. »*kri*« meint die Arbeit, die Ihr von morgens bis abends tut. Was ist »*yā*«? Seele. Ohne die Seele könnt Ihr nichts tun, Ihr seid ein toter Körper. Daher wird alles was Ihr tut, von Ihm getan, nicht von Euch. Die Seele ist überall. Der Mensch hat zwei Körper: Den sichtbaren und den unsichtbaren Körper. Der sichtbare Körper ist Eure Täuschung. Er ist immer verstrickt in den Dschungel der Materie. Euer unsichtbarer Körper ist der wahre. Kultiviert Euren unsichtbaren Körper durch den sichtbaren Körper, dann werdet Ihr das innere Selbst wahrnehmen und ihr könnt die Seele empfinden, Ihr könnt die Seele begreifen, ihr könnt die Seele verwirklichen. In allen euren Handlungen könnt Ihr die Einheit von Körper und Seele fühlen. Das nennt man Yoga – Kriya-Yoga.

Heute werde ich nicht mehr darüber sagen. Ich will nur noch ein Mantra singen. Ich werde meinen Vortrag beenden und Sie können dann Fragen stellen, wenn Sie mögen.

oṁ saha nāvavatu
saha nau bhunaktu
saha vigam karavāvahai
teja svi nāvadhitamastu
mā vidvisavahai
oṁ śāntiḥ śāntiḥ śāntiḥ

Möchte jemand eine Frage stellen über Selbst-Verwirklichung, Gottesverwirklichung oder über Kriya-Yoga, die Basis aller Religion?

Frage: Wird es mein Familienleben beeinträchtigen, wenn ich Kriya-Yoga übe?

Antwort: In jedem Augenblick wechseln unsere Gedanken und genau so ändert sich unsere Stimmung. Wenn Du Kriya-Yoga übst, wirst Du während dieser Zeit ausschließlich erleben, daß es Deine Seele ist, die den Kriya macht. Das wird die Tätigkeiten in Deiner Familie nicht stören, weil nicht Du es bist, der handelt, sondern Deine Seele. Alles was Du tust, wird durch die Seele getan. Diese Wahrnehmung stört das Familienleben nicht. Angenommen, Du hast Lust zu essen. Du bist dadurch nicht von der Seele entfernt. Der Wunsch zu essen, wird Dir durch die Seele eingegeben. Du kannst das wahrnehmen, weil Du Kriya-Yoga praktizierst und das Üben wird Dich vollkommen machen. Durch jede Deiner Handlungen kannst Du fühlen, was Er alles bewegt. Wenn Du Kriya übst, werden Deine Launen unweigerlich verschwinden. Ebenso wie bei Sinnesfreuden nicht gleichzeitig Ärger entstehen kann – nur die Freude ist dann im Körper. Wenn Ärger im Körper ist, kann Freude dort nicht eintreten. Wenn ich lache, kann ich nicht weinen. Es wird immer nur eine Stimmung übrig bleiben und diese Stimmung wird durch die Seele verursacht.

Frage: Ist es notwendig, heilige Schriften zu lesen, um Wissen über Kriya-Yoga oder Gottesverwirklichung zu erlangen?

Antwort: Sicherlich, aber wenn Du Kriya-Yoga übst, brauchst Du keine Bücher. Stell Dir vor: in den Schriften steht, daß Du, wenn Du meditierst, göttlich wirst. Wenn Du nur liest, daß Du göttlich wirst, wird es dadurch nicht geschehen. Eine Unze Praxis ist weit besser als Tonnen von Theorien. Wenn Du nur singst: Gott, Gott, Gott, kannst Du Gott nicht verwirklichen. Wenn Du wiederholst: essen, essen, essen, oder wenn Du in einem Buch über Essen liest, wird Dein Appetit nicht vergehen. Wenn Du tief meditierst, dann kannst Du die Wahrheit erkennen. Sollst Du Schriften lesen, oder sollst Du Gott durch Deine Aktivitäten im täglichen Leben suchen? In jeder Deiner Handlungen sollst Du Ihn suchen.

Frage: Was ist die Kriya-Yoga-Technik?

Antwort: Wenn Du wissen willst, wie man Doktor wird, dann mußt Du zur Universität gehen. Du mußt dort die Zulassung bekommen. Wenn Du jedoch nur in der Nähe der Universität stehst und fragst: »Wie kann ich den Patienten operieren, Doktor«, kannst Du nichts lernen. Wenn Du die Kriya-Yoga-Technik kennenlernen willst mußt Du in den Ashram kommen und mir sagen, daß Du Kriya-Yoga lernen willst. Dann wirst Du sicherlich die Technik erhalten. Wenn Du danach die Empfindung, die Swami Hariharananda beschrieben hat, nicht erlebst, kannst Du zu mir sagen: »Swamiji, Du bist ein Betrüger! Was Du in der Versammlung erzählt hast, stimmt alles nicht. Du bist ein Lügner.«

Frage: Ist es wichtig zu einem Guru zu gehen? Was ist die Beziehung zwischen Guru und Schüler?

Antwort: »gu« ist der unsichtbare Körper, der in Eurem physischen Körper wohnt, mit welchem Ihr redet, und *»ru«* ist Euer physischer Körper. Der physische Körper wird durch die Kraft des unsichtbaren Körpers erhalten. Also *»guru«* meint nicht irgend etwas Negatives, wogegen Ihr eine mentale Allergie zu haben braucht. Wenn Ihr zur Schule geht, lernt Ihr etwas vom Lehrer. Wenn zwei Menschen eine Ehe eingehen, erhält jeder etwas vom anderen, oder nicht? Wie ist die Beziehung zwischen Ihnen? Wenn sie die Beziehung von Ehemann und Ehefrau miteinander eingehen, können Sie Ihr Leben miteinander teilen. Sie können zusammen weiterleben. Sie können Liebe bekommen. Stelle Dir vor, ein Mann macht Deine Bekanntschaft. Wird er Dir sein ganzes Geld geben? Aber wenn Du Freundschaft mit ihm schließt oder ihn mit in Deine Familie nimmst, kann er Dir sicherlich viele Dinge geben. So wird auch, wenn Du die Technik von mir erhältst, mit Sicherheit eine Beziehung zwischen uns bestehen. Ich werde fühlen, daß Du mein Kind bist. Mir gegenüber wirst Du Demut empfinden. Wenn Du keine Demut hast, wenn Du keine Empfänglichkeit hast, dann bist Du kein wirklicher Wahrheitsuchender und es wird keine Beziehung zwischen uns geben. Die Beziehung zwischen demjenigen, der die Technik gibt und demjenigen, der sie empfängt, ist die Beziehung zwischen Guru und Schüler. In Indien werden die Lehrer »Gurus« genannt. Der Boss, der Meister heißt »Guru«. »Guru« wird also in einem weiteren Sinn in Indien benutzt. Im Westen haben viele Menschen einen falschen Eindruck von der Bedeutung des Wortes »Guru«. Im Moment, wo sie »Guru« hören, bekommen sie Kopfschmerzen. Ist das klar? So eine Person wird sicherlich sagen: »Swamiji, vielen Dank. Ich kann Dir keine Wohnung anbieten. Ich kann Dir kein Essen anbieten. Bitte geh' zurück!« Aber wenn ich in das Haus meines Schülers gehe und sage: »Baba, ich möchte in Deinem Haus bleiben und da essen«, dann wird mein Schüler sagen: »O Baba! Ich bin sehr glücklich! Komm zu mir, und nimm mein Essen und mein Bett. Fühl' Dich wohl.« Warum? Weil er durch mich etwas bekommen hat: Mehr Geld, mehr Spiritualität, göttliches Geld. Deshalb ist eine Beziehung entstanden. Diese Beziehung nennt man *»guru* und *celā«*. Aber wenn Du eine mentale Allergie gegen »Guru« hast, solltest Du nicht weitermachen.

Frage: Was ist der Unterschied zwischen Ruhe und Göttlichkeit?

Antwort: Bevor Du nicht ruhig wirst, kannst Du nicht göttlich werden. Also, Ruhe und Göttlichkeit sind eins. Du mußt ruhig werden. Du wirst etwas Arbeit verrichten müssen und durch diese Arbeit wirst Du etwas Wissen erwerben. Wenn Du durch dein Studium etwas gelernt hast, dann arbeitest Du im

Büro, und das Resultat deines Wissens ist Geld, welches in deine Tasche fließt. Dann wirst du Liebe, Frieden, Seligkeit und Freude finden. Indem du Kriya übst, erwirbst Du Wissen, Überbewußtsein und übersinnliche Empfindungen in Deinem Körper. Diese Empfindung wird Dir Liebe geben. Ohne Wahrnehmung Gottes, ohne Vorstellung Gottes, ohne Verwirklichung Gottes kannst Du keine Liebe zu Gott erleben. Wenn Du ins Büro gehst und dort kein Geld bekommst, empfindest Du weder Liebe, Frieden noch Freude. Also, Liebe ist nur möglich, wenn der Mensch etwas positives aus seiner Handlung ableiten kann. Wenn Du das Überbewußtsein kennst, dann kannst Du göttliches Licht, göttlichen Ton, göttliche Schwingung im ganzen Körper empfangen. Wenn Du das erlebst, kannst Du fühlen, daß Er durch deine Nase atmet. Diese Atmung ist die Basis aller Religion. Diese Atmung ist die Lebenskraft jeder Religion. Dann wirst Du Erlösung in Gott und Liebe für Gott fühlen.

Frage: Was ist die Dreieinigkeit?

Antwort: In jedem Moment erhältst Du drei Dinge: den Schöpfer, den Erhalter und den Zerstörer. Der Wunsch des Appetits ist durch die Seele gegeben. Du fühlst es über Dein Gehirn, dann drückst Du durch Deinen Mund aus, daß Du hungrig bist. Das Essen kommt, Du nimmst das Essen zu Dir und der Appetit vergeht. Es ist ein dreifacher Prozeß. Schöpfer, Erhalter und Zerstörer. Ebenso gibt es in jedem Deiner Gedanken, in jedem Deiner Atemzüge den Schöpfer, den Erhalter und den Zerstörer in Deinem Körper. »*tredhā vidadhe padam samuḍha maśyapāṃ śule.*« Es heißt: »Ich komme in drei Schritten.« Diese drei Schritte sind der Schöpfer, der Erhalter und der Zerstörer.

Frage: Welche Ursachen haben die Visionen, die von vielen Weisen, Heiligen und Gurus geschaut wurden?

Antwort: Die Schlange hat mich niemals gebissen, aber ich habe gelernt, daß sie giftig ist, tödlich, und Schmerz bereitet. Ich habe es nur gehört. Sogar in meinen Träumen kann ich Schrekken empfinden. Das ist Halluzination. Das ist Einbildung. Ihr sollt darüber hinausgehen, über das Denken, über die Emotion, über die Sinnestäuschung. Denn nur so könnt Ihr zur Empfindung des Selbst gelangen. Ihr könnt fühlen, daß die Seele in Euch so groß ist – allesdurchdringend. Ihr habt eine Empfindung, die vom hohen Himmel bis zur Erde reicht; daher seid Ihr keine unbedeutenden begrenzten Personen.

Der physische Körper ist begrenzt, aber der unsichtbare Körper ist groß. Wir meditieren, nur, um diesen unsichtbaren, allesdurchdringenden Körper wahrzunehmen. Wenn wir dies erreichen können, werden wir jeder für sich Gottes Sohn sein. *»śṛṇvantu viśve amṛtasya putrā ā ye dhāmāni«:* Der gestaltlose Gott, der Schöpfer, spricht: »Was auch immer Du im Universum siehst, das bin Ich. Ich wohne in jedem menschlichen Wesen.« »ā je dhāmāni«: Erkenne Dich selbst, erkenne Dich selbst. Ihr könnt wissen, daß Ihr diese unsichtbare Seele seid, diese allesdurchdringende Kraft.

»āditya – varṇaṁ tamasaḥ parastāt«: Deine Unwissenheit wird schwinden und Du wirst göttliches Licht sehen. Deine Dunkelheit wird schwinden und Du wirst Göttlichkeit empfinden.

»tam eva viditvāti mṛtyum eti«: Wenn Du weißt, daß diese machtvolle Seele in Dir wohnt, dann ist es sicherlich Deine größte Tat. Du wirst unsterblich sein.

Warum sucht Ihr Eure Unsterblichkeit nicht jetzt? Sinnestäuschungen werden verschwinden und Ihr werdet mit Eurer Seele aufgehen in Frieden, Wonne und Freude. Viele von Euch haben eine Kleinigkeit geschmeckt, aber wir haben uns nicht am vollen Aroma erfreut. Nur ein bißchen Honig wurde auf unsere Lippen gegeben und wir lecken ihn.

Frage: Gibt es Engel?

Antwort: Ich bin ein Engel, ich bin ein Teufel. Ich bin ein Mönch, ich bin ausschweifend. In diesem Weltall ist jeder ein Engel, wenn er sein Feld wie ein Engel bestellt hat.

Habt Ihr erlebt, daß je ein Engel zu Euch gekommen ist. Wir haben nur von Engeln gehört, nicht wahr? Deshalb vergeßt dies. Handelt nur, um die lebendige Gegenwart Gottes in Euch zu empfangen. Meditiert, meditiert, meditiert. Eines Tages werdet Ihr das göttliche Ziel schauen.

Visionen sind nutzlos. Wenn irgendeine Vision kommt, laßt sie sein. Erkennt, daß Ihr Urbilder göttlicher Gedanken seid. Ihr seid unsterbliche Seelen. Die Kraft Gottes ist dort. Das unsichtbare Gegenstück ist in diesem Körper und der wahre Teil weilt in der Seele. Wenn Ihr meditiert, werdet Ihr das wahrnehmen. Dann werdet Ihr die Wahrheit erlangen. Ihr braucht sie.

Jede Religion will Stille. Jede Religion will, daß die Menschen die Göttlichkeit wahrnehmen. Stille ist Göttlichkeit.

Liebe ist Gott, zweifellos. Aber es ist sehr schwer, Liebe zu Gott zu empfinden.

Ihr kennt die Liebe zu Eurem Freund, zu Eurer Freundin, aber die Liebe zu Gott kennt Ihr nicht.

Aus diesem Grund sollt Ihr meditieren. Die Schriften sagen:

> *»kāmihī nāri payāri yimi lobhihi priye*
> *dām timihi raghunātha nirantara«.*

So wie der Freund seinen Sinn auf die Freundin richtet und die Freundin ihren Sinn auf den Freund, so werdet Ihr erkennen, wenn Ihr Euren Sinn ständig auf Gott richten könnt, da Er durch Eure Nase atmet, daß sexuelles Verlangen und Freundin und Freund nur durch die Seele gegeben werden. Wenn Ihr diese Sinnesart pflegen könnt, dann könnt Ihr wahre Liebe zu Gott erlangen, d.h. »mahabhakti«. Die Liebe, die Ihr fühlt, wird von der Seele gegeben. Aber die Liebe zu Gott ist zu groß. Ihr müßt sie Euch durch das Üben des Kriya-Yogas erwerben. Ihr müßt ins Steißbeinzentrum gehen.

Ihr müßt Eure Wirbelsäule aufladen. Dann erlangt Ihr Wissen, jñāna, und als Ergebnis Eures *karman* übernatürliche Empfindung.

Beim Buttern der Milch kommt die Sahne nach oben. Ihr könnt die Sahne nicht wieder mit der Milch vermischen. Die Sahne ist Eure überbewußte Wahrnehmung, die zum Schädel aufgestiegen ist. Wenn Ihr die Sahne veranlaßt, nach oben zu kommen, dann werdet Ihr Liebe zu Gott empfinden.

Meine Tätigkeit hat mir die Sahne gegeben. Nur wenn Ihr diesen überbewußten Zustand fühlt, diesen göttlichen Zustand, dann werdet Ihr diese Liebe zu Gott bekommen. Anders nicht. *karman, jñāna* und *bhakti* sind aufeinander bezogen und ursächlich miteinander verknüpft.

Frage: Yogananda hat in seiner Autobiographie geschrieben, daß andere Meister sich materialisiert hätten und vor ihm erschienen seien. Ist das Einbildung? Oder kann das passieren?

Antwort: Paramahansa Yogananda war bis zum äußersten mit Göttlichkeit erfüllt. Kraft war da. Sri Yukteswar kam einige Male zu ihm. Das ist eine Tatsache. Wenn Ihr das hört, werdet Ihr zu mir sagen, ich sei ein Narr. Ich habe Sri Yukteswar nach seinem Tod im Ashram von Puri gesehen. Nicht nur ich, sondern viele Personen.

Jene, die seine Nachbarn waren, sahen wie Sri Yukteswar im Ahsram umherging. Er rief mich. Er brauchte mich. Ich habe ihn nicht nur einmal gesehen, sondern mehrere Male. Sogar Babaji habe ich getroffen. Ihr könnt das glauben oder nicht, wie Ihr wollt.

Frage: Was ist der Unterschied zwischen *ātman* und *paramātman*?

Antwort: Die Vielfältigkeit des göttlichen Wesens ist *ātman*, die Einheit des göttlichen Wesens ist *paramātman.*

Frage: Warum steht Inana-Yoga höher als Karma-Yoga?

Antwort: Ohne Karma-Yoga wird es keinen Jnana-Yoga geben. Wer stellt diese Frage? Hast Du mich vorher je gesehen? Nein. Du bist also hierhergekommen, Du hast etwas Karma vollzogen.

Ihr seht mich gerade hier. Ich antworte, daher beachtet Ihr mich. Das ist Euer Karma. Dann stellt Ihr diese Frage. Wenn Ihr mich nicht kennt und mich auf der Straße seht, werdet Ihr mir diese Frage nicht stellen. Also gibt Euch Euer Karma Jnana. Ihr stellt diese Frage an mich, um Jnana zu erhalten.

Ihr studiert, das ist Euer Karma. Ihr erhaltet eine Ausbildung, dann bekommt Ihr einen Job. Ohne Karma gibt es kein Jnana. Ohne Jnana gibt es kein Bhakti. Sie bedingen sich wechselseitig und sind ursächlich miteinander verknüpft. Glaubt nicht, daß Ihr um Karma-Yoga zu üben, freiwillig in einem Hospital arbeiten müßt oder sonst irgend jemandem helfen müßt. Das ist kein Karma-Yoga. Karma-Yoga bedeutet auch Gott mittels der Wirbelsäule zu suchen. In Eurer Wirbelsäule sind die feinen Kanäle *iḍā* und *piṅgalā.* Wegen dieser Kräfte wißt Ihr nicht, wer Ihr seid. Euer Rückgrat ist blockiert, daher könnt Ihr Gott nicht wahrnehmen.

Indem Ihr Kriya-Yoga übt, könnt Ihr den Durchgang innerhalb des Wirbelsäulenkanals öffnen. Daraufhin wird pingala auf die rechte Seite, ida auf die linke Seite gehen und Eure Wirbelsäule wird wie eine Röhre sein. Das ist Karma-Yoga.

Euer Gemüt ist in der Materie und in Erinnerungen verwikkelt, deshalb seid Ihr verwirrt. Wenn Ihr darüber hinaus kommt, hinauf in die Hypophyse und die Fontanelle, könnt Ihr urteilen, könnt Ihr erkennen, wer Ihr seid. Ihr werdet die wahre Ansicht Gottes erlangen. Das ist Jnana. Wenn Ihr die Milch nicht buttert, könnt Ihr keine Sahne bekommen. Kriya-Yoga ist das Karma und Jnana ist die Sahne. Wenn ich die Sahne sehe, werde ich sehr glücklich.

Frage: Ist es gefährlich, wenn die Schlangenkraft aufsteigt?

Antwort: Soweit meine Kenntnis reicht, bekommen jene, die dies üben, keinerlei Störungen. Viele Menschen sind zu mir gekommen, um sich einweihen zu lassen. Und während der Initiation ist die Schlangenkraft in ihrer Wirbelsäule hochgestiegen. In jedem einzelnen Körperglied ist die Empfindung der Seele. Wenn Ihr das nur von ferne hört, mögt Ihr glauben, ich sei ein Narr und entsetzt sein. Das ist Eure falsche Vorstellung. Wenn Ihr nur eine Frage stellt, werdet Ihr nur eine Antwort bekommen. Wenn Ihr sie selbst kostet, dann könnt Ihr spüren: Oh! die Mango ist sehr süß.

Frage: Warum trägt der indische Mönch ein ockerfarbenes Gewand?

Antwort: Ganz allgemein könnt Ihr auf einen Blick erkennen, daß er ein Mönch ist. Wenn Ihr einen Soldaten auf der Straße seht, der oliv trägt, wißt Ihr, daß es ein Soldat ist. Ebenso bedeutet dieses Gewand, daß wir Mönche sind. Wir sind rein. Die Wahrnehmung von Gott ist vorhanden. Habt Ihr Feuer gesehen? Die Farbe des Feuers? Die Farbe des Feuers ist wie diese. Wenn daher Ärger, Leidenschaft, Geiz, Gier oder irgendein anderer übler Gedanke vom Gemüt kommt, wird er sofort durch die Kraft dieser Farbe verbrannt. *Vielen Dank.*

Frage: Yogananda kam vor langer Zeit hierher. Warum bist Du so spät hierhergekommen? Warum eröffnest Du hier keinen Ashram?

Antwort: Wenn Ihr Euch nicht anschließt, wie kann dann ein Ashram entstehen?

Bitte ruft tausende und abertausende von Euren Freunden und Verwandten. Dann werde ich Tausende und Abertausende von Ashrams hier eröffnen.

Frage: Wie lange dauert es, um die göttliche Empfindung zu haben?

Antwort: Es erfordert sehr wenig Zeit. Am Tage, an dem Ihr diesen Kriya-Yoga annehmt, könnt Ihr sie augenblicklich fühlen. Euer Körper wird aufgeladen. Alle Verdorbenheit der fünf Sinnes-Telefone wird verschwinden. Durch die Kraft des Kriya-Yoga entfernen wir sie. Wir sagen, wie Jesus sagte, daß im Auge, ein anderes Auge ist. Ihr werdet in jeder Aktivität spüren, daß Er der Handelnde in Euch ist.

Durch Euer Gehör, durch Euer Gesicht, durch all Eure Arbeit werdet Ihr fühlen, daß die Seele am Werk ist. Diese praktische Übung hängt von Eurem Verlangen ab. Wenn Ihr empfänglich seid und dem Meister folgt, werdet Ihr diese innere Kraft am Tag Euer Initiation spüren. Ihr werdet den göttlichen Ton hören. Ihr werdet die Festbeleuchtung sehen, inneres Licht. Auch werdet

Ihr die göttliche Empfindung in Eurem ganzen Körper spüren. In ein paar Tagen könnt Ihr in Eurem ganzen Körper extrem starke Empfindungen verspüren. Bei jeder Tätigkeit werdet Ihr Freude fühlen darüber, daß Er durch Euch handelt.

Frage: Was meinst Du mit Empfänglichkeit?

Antwort: Nehmt an, ich habe einen Topf. Wenn in dem Topf viele Löcher sind und ich in ihm die Milch trage, werde ich – zu Hause angekommen – merken, daß alle Milch auf der Straße ausgelaufen ist. Wenn Ihr mit gesammeltem Gemüt kommt, d.h. wenn Ihr die Löcher in Eurem Topf repariert und alles anzunehmen versucht, wie es während Euer Initiation eingeübt wurde, nennt man das Empfänglichkeit. Als Ihr mit mir in Berührung gekommen seid, habt Ihr extrem starke Empfindung verspürt und vom Tag Eurer Einweihung an bis heute schreitet Ihr vorwärts, dem Ziel entgegen. Je öfter Ihr zu Hariharananda kommt, desto mehr werdet Ihr den Geschmack der Veden, der Upanishaden, der Gita und der Meditation bekommen. Jeder Tag ist neu, jeden Tag habt Ihr neue Empfindungen. Gestern habt Ihr gefühlt, wie die Empfindung vom hohen Himmel bis zur Erde kam, nicht wahr? Dies nennt man Empfänglichkeit. Die Wahrheit, die der Guru gibt, das ist die Kraft des Gurus.

Wenn Ihr den blanken elektrischen Draht berührt, bekommt Ihr Energie. Und wenn Ihr das Verlangen habt, Initiation zu erhalten, werdet Ihr Energie bekommen, weil Ihr keine toten Körper, sondern lebendige Seelen seid.

Guru bedeutet auch Freund.

tvam eva mātā ca pitā tvam eva
tvam eva bandhuś ca sahkā tvam eva
tvam eva vidyā ca draviṇaṃ
tvam eva sarvaṃ mama devo devaḥ

»Du bist meine Mutter, Du bist mein Vater. Du bist mein Freund. Du bist mein Vertrauter. Du bist mein Wissen. Ich bin in Dir aufgegangen.«

Wenn Ihr mit dieser Einstellung kommt, dann werdet Ihr den Schatz des Guru in Euch heben. Es bedeutet keinen Terror, wenn Ihr Euch einweihen laßt. Ihr werdet nicht Sklave des Gurus sein. Habt keine Furcht! Wenn jemand zu seinem Freund geht, hat er Freundschaft zu erwarten. Auch mit dem Guru gibt es Freundschaft. Wie sonst könnte ich Euch meine Schätze vermitteln? Ihr meditiert. Ihr seid spirituelle Menschen. Wenn Ihr jetzt in Eure Kirche geht, werdet Ihr fühlen, daß Ihr aufgrund

Eurer Meditation sensitiver seid. Alle Leute werden beten, Ihr werdet das Gebet hören und eine machtvolle Schwingung fühlen. Dies ist die Kraft Gottes in Euch. Unter all diesen Menschen werdet Ihr die lebendige Gegenwart Gottes wahrnehmen. Indem Ihr Kriya-Yoga übt, könnt Ihr ständig vorwärtsgehen.

Frage: Wie wird die Ausübung des Kriya-Yoga auf mein weltliches Leben wirken?

Antwort: In jedem Augenblick werdet Ihr Einheit in der Vielfalt und Vielfalt in der Einheit wahrnehmen. Was Ihr auch tut, immer werdet Ihr in der Zurückgezogenheit bleiben. Ihr werdet fähig, in jeder Neigung mitfühlend objektiv zu bleiben. Es gibt die Leidenschaft, aber ohne Seele kann keine Leidenschaft kommen. Ihr könnt spüren, daß es die Seele gibt und daß sie immer frei ist. Ohne Körper kann die Seele nicht wirken. Ohne die Seele kann der Körper nicht tätig sein. Daher ist der Körper Euer bester Freund, durch den Ihr Selbst-Verwirklichung erlangt. Die Seele schwebt im Vakuum. Sie kann nicht sprechen. Sie kann die Blume nicht sehen. Wenn sie sich daher erfreuen möchte, tritt sie in einen Körper ein.

Frage: Ist es wahr, daß Jesus Christus diesen Kriya-Yoga praktizierte?

Antwort: Wenn ich zu Jesus gehe, werde ich Ihn sicher fragen. Ich sollte nichts sagen, was ich nicht weiß, weil Jesus Jesus ist. In der Bibel steht nichts darüber, daß er Kriya-Yoga geübt hätte. Nicht wahr?

Frage: Du hast gesagt, Jesus habe sieben Leuchter erwähnt, die in den sieben Chakren leuchten sollten, nicht wahr?

Antwort: Ja, es steht in der »Offenbarung«. Darauf habe ich mich bezogen. Ich danke Euch allen, daß Ihr mir geduldig zugehört habt. Ich bin sehr glücklich, daß ich mit Euch allen zusammen war. Gute Nacht – *hari om tat sat.*

Vortrag im Curacao Rotary Club, Curacao/Niederländische Antillen

Kriya-Yoga ist keine Religion, sondern ein spirituelles Stimulans. Kriya-Yoga ist eine Technik. Diese ist auf eine Theorie gegründet, aber ich lehre nie, daß Ihr diese Theorie in Eurer Tasche tragen sollt, um damit Selbst-Verwirklichung zu erreichen. Ihr sollt kommen, dann seht, fühlt und urteilt, ob wahr ist oder nicht, was ich sage. Innerhalb von fünf Minuten werdet Ihr wunderbare Kraft erhalten. Euer physischer Körper ist *kuṇḍalinīśakti.* Euer gesamtes Bewußtsein ist in die Materie verstrickt. Das nennt man *kuṇḍalinīśakti.* Ihr sollt Euch von diesen materiellen Sinnesempfindungen zurückziehen. Ihr seid nicht Materie. Nur Seele ist hier. Ohne die Seele seid Ihr ein toter Körper. Nach 10–24 Stunden wird der Verwesungsgeruch einsetzen, und niemand wird das Sterbezimmer betreten. Der Ehemann wird die Ehefrau nicht berühren, obwohl er ihr zutiefst verbunden war. Die Ehefrau wird den Ehemann nicht berühren. Ihr wißt dies alles.

Ihr seid intelligent und gebildet, aber Ihr habt noch nicht die Frucht der Meditation gekostet. Der Kriya-Yoga-Lehrer sieht den Menschen an, ob sie Ruhe finden können oder nicht, dann lehrt er die Technik. In wenigen Minuten ist es möglich, absolute Ruhe zu erlangen. Ihr könnt vergessen, daß Ihr im Körper weilt oder im Zimmer sitzt. Normalerweise, wenn Ihr meditiert, bemerkt Ihr, wie Euch Tausende von Gedanken kommen: Erinnerungen an alle Arbeit und Aktivität, die ihr gut oder schlecht getan habt, werden in Euch aufsteigen. Das Ansehen, daß Ihr genießt, der Dank, den Ihr erhalten habt, das werden Eure Gedanken sein: »Ich habe die Arbeit gut gemacht!« und: »Sie haben anerkennend von mir gesprochen!«

Was ist Meditation? Meditation bedeutet, über das Gemüt hinauszugehen. Wenn es kein Gemüt mehr gibt, beginnt die Meditation.

In der Kirche erlebt Ihr keine Ruhe. Ihr geht in Euren schönsten Kleidern dorthin und nach dem Gebet schwatzt Ihr und geht weg. Aber Ihr erwerbt sehr wenig Spiritualität. Wenn Ihr Euch konzentriert, wenn Ihr Eure fünf Sinnes-Telefone nach innen richtet, könnt Ihr ins Zentrum gehen. Mit Sicherheit könnt Ihr dann eine Wahrnehmung der Seele machen, die Euer unsichtbarer Körper ist, Euer wahrer Körper, welcher immer in Eurem physischen Körper weilt. Diese Kriya-Yoga-Technik kann Euch das Gewahrsein Eures Selbst geben. Und die *kuṇḍalinī*-Kraft wird aufsteigen. Göttliches Bewußtsein, Gottesbewußtsein wird immer in Euch sein.

Alles, was wir tun, wird nicht durch uns getan. Ihr seid hungrig, also bittet Ihr um Nahrung. Ehe Ihr darum bittet, dankt Gott, weil Ihr in der glücklichen Lage seid, Hunger zu haben. Immer sollt ihr dies fühlen. In Eurem praktischen Leben werdet ihr gut arbeiten und denken: Nicht ich arbeite, die Seele ist der einzig Handelnde in mir. Wie schön vollendet Er die Arbeit! Ihr werdet Energie und Beweglichkeit erhalten. Ihr werdet Freude erhalten. Ihr werdet wissen, daß Ihr nicht die Handelnden seid; daher werdet Ihr keine falschen Vorstellungen haben und keinerlei Eitelkeit.

Wenn Ihr tief einatmet, habt ihr Millionen sauerstoffreiche rote Blutkörperchen in Eurem Körper. Das Abfallprodukt Kohlendioxyd wird durch Sauerstoff ersetzt, welcher – an Hämoglobin gebunden – mit dem Blut transportiert wird. Sauerstoff ist die Nahrung des Gehirns, ist die Nahrung Eures Herzens und der Lungen. Euer Herz pumpt täglich sehr viel Blut. Die Menschen belasten ihr Herz zusätzlich durch immer mehr Leidenschaften, Ängste, Geldgier; also muß das Herz zunehmend mehr Blut pumpen. Durch das Üben von Kriya-Yoga kommt das Herz zur Ruhe. – Wir üben Druck auf unsere Leber aus. Die Galle kommt und hilft uns, die Nahrung zu verdauen. Druck wird auf die Bauchspeicheldrüse ausgeübt; dadurch wird die Absonderung von Insulin angeregt, was dazu beiträgt, Euren Blutzuckerspiegel normal zu halten. Es gibt Hormone von den Hoden und den Eierstöcken, die auf direktem Wege das Nervensystem beeinflussen und bei seiner Reinigung helfen. Ihr werdet dies erfahren, wenn Ihr die Technik lernt. Ausgeglichene Absonderung von Östrogen und Progesteron trägt dazu bei, die Schönheit und den Glanz des Körpers zu vermehren. Am wichtigsten aber ist, daß Ihr Sekretion aus der Hypophyse, die unser übergeordnetes Hormonzentrum ist, bekommt.

Wir gehen in den Tempel, wir singen dort Mantras. Wir bringen Blumen und wir haben Emotionen. Aber Emotion ist nicht Gottesverwirklichung. Erst wenn die Emotion aufhört, beginnt die Gottesverwirklichung. Wenn Eure Frau krank ist, geht Ihr in die Kirche und betet innig. Ihr vergießt Tränen für Eure Frau, aber Ihr vergießt keine Tränen für Gott. Gott weiß, daß Eure Frau krank ist, man muß es ihm nicht sagen. Er fühlt es ununterbrochen, aber wenn Ihr Ihm nahe kommen könnt, dann kann Er Euch helfen.

Ich bin im Kriya-Yoga-Ashram und Ihr seid hier. Wenn ich nicht hierher komme, könnt Ihr mich nicht sprechen hören. Entweder muß ich zu Euch kommen oder Ihr müßt zu mir kommen. Dieser grobstoffliche Körper ist ein gefährlicher Körper. Der sichtbare Körper schafft Täuschung, Illusion und Irrtum.

Wenn Ihr Euren unsichtbaren Körper kultiviert – Eure Seele, dann werdet Ihr sie auch wahrnehmen; sie ist immer bei Euch.

Ihr solltet Ihn lieben. Ihr könnt keine einzige Bewegung ohne Seine Gnade machen. Wenn Eure Seele nicht im Körper bleibt, seid Ihr augenblicklich außer Euch. Aber die Seele ist so freundlich zu Euch. Ihr geht, Er geht durch Euch. Ihr seht, Er sieht durch Euch. Ihr hört, Er hört durch Euch. Aber wir alle fühlen, daß wir der Handelnde sind, nicht die Seele. Der Kriya-Yoga wird die Kraft geben, durch die Ihr Selbst-Verwirklichung erlangt. In den Schriften steht:

iha ced avedīdatha satyam asti
na ced ihāvedīn mahatī vinaṣṭiḥ

Wenn Ihr die Seele sucht, in diesem Augenblick, ist es Euer Gewinn. Wenn Ihr die Seele nicht sucht, seid Ihr kein vernunftbegabtes Wesen. Euer Leben ist verschwendet.

bhūteṣu bhūteṣu vicitya dhīrāḥ
pretyāsmāl lokād amṛtā bhavanti

Wenn Ihr diesen Kriya-Yoga in jedem Eurer Gedanken übt, dann werdet Ihr, wenn Ihr Leute trefft, wahrnehmen, daß Ihr mit Seelen zusammenkommt. Indem ich mit Euch allen spreche, spreche ich mit lebenden Seelen. Ihr könnt es wahrnehmen. Die grobstoffliche Kraft verweilt in Eurem Steißbeinzentrum. Kriya-Yoga kann Euch dazu befähigen, Eure Kraft vom Steißbeinzentrum zum Schädel hochzuziehen. Ihr wißt, daß Sahne in der Milch ist. Wenn Ihr die Milch quirlt, dann entsteht die Sahne. Unsere grobstoffliche Kraft, die uns durch die Seele gegeben ist, befindet sich unten in der Wirbelsäule. Auch Eure Sexualkraft ist Euch durch die Seele gegeben, und Ihr müßt Eure Seele sogar in Euren sexuellen Gefühlen suchen. Wenn Ihr tot seid, könnt Ihr keinen Sex mehr genießen. Ohne Seele habt Ihr dort keine Kraft. Kriya-Yoga kann Euch in jedem Lebensbereich und in jeder Lebenslage helfen.

Dann gibt es das Nahrungszentrum: Ihr eßt in der Annahme, daß Euch die Speise Energie gibt. Das stimmt nicht. Wenn Ihr Euch den Bauch vollschlagt und danach nicht einatmet, wird die Nahrung nicht verdaut. Es wird keine Energie aus der Nahrung kommen – Energie, die in tierisches oder spirituelles Leben verwandelt würde. Wenn nach der Nahrungsaufnahme unsere Aufmerksamkeit unterhalb des Nabelzentrums bleibt, erhalten wir tierhafte Eigenschaften. Wenn unsere Aufmerksamkeit oberhalb dieses Zentrums bleibt, erhalten wir göttliche Eigenschaften, denn die göttlichen Eigenschaften sind ganz oben lokalisiert. Ihr müßt Gott oberhalb Eures Herz- und Halszentrums suchen. Es steht in den Schriften, daß, wenn Ihr Gott im Herzzentrum sucht, Euer Bewußtsein unruhig wird, weil das Herz sich mit einem anderen Herzen verbinden möchte. So verbleibt die wirkliche Kraft innerhalb des Schädels. Hier müßt Ihr Gott suchen, in der Hypophyse. Ihr müßt dort hingehen, weil Eure fünf Sinnesorgane dort nicht hingelangen. Hier könnt Ihr Euren Verstand in Wissen und kosmisches Bewußtsein verwandeln. Hier könnt Ihr die Bewegung der pendelartigen Schwingung fühlen.

Ihr solltet wissen, wo der Lichtschalter für den Raum ist. Wenn Ihr den Schalter drückt, wird die Dunkelheit im Raum sofort verschwinden. Wenn Ihr irgendwo sonst die Wand berührt, hat es keinen Effekt. Also müßt Ihr die richtige Stelle für den Kontakt suchen. Ebenso ist es möglich, sich von allen Gedanken und Ängsten zurückzuziehen und das Selbst innerhalb des Schädels wahrzunehmen.

Jetzt möchte ich meinen Vortrag mit einem Gebet beenden und wenn Ihr Fragen habt, könnt Ihr mich fragen, aber die Fragen müssen sich auf Selbst-Verwirklichung beziehen.

oṁ saha nāvavatu
saha nau bhunaktu
saha vigam karavāvahai
teja svi nāvadhitamastu
mā vidvisavahai
oṁ śāntiḥ śāntiḥ śāntiḥ

Das heißt, daß Seele und Körper, das sind Lehrer und Schüler, Meister und Jünger zusammengehören. Sie werden einander lieben. Wenn der Schüler den Lehrer nicht beachtet, kann er nichts erhalten. Wenn der Jünger dem Meister nicht folgt, kann er nichts erreichen. Wir brauchen Freundschaft und Liebe zwischen Schüler und Lehrer. Der grobstoffliche Körper ist der Schüler und der unsichtbare Körper ist der Lehrer. Der Körper ist da, die Seele ist da. Gemeinsam essen wir. Ich fühle, daß ich füttere und gleichzeitig esse. Wenn Ihr merkt, daß Ihr Magenbeschwerden habt, wird Euch Gott nicht erlauben, Nahrung aufzunehmen. Ihr solltet Gott danken und fühlen, daß Ihr Gott füttert. Das ist Gottes Kraft. Wenn der Schüler dem Lehrer folgt, dann wird in Zukunft der Schüler der Lehrer sein. Warum lassen sich die Schüler einweihen? Damit sie in Zukunft gute Lehrer sein werden. Am Anfang war ich Schüler. Jetzt bin ich Lehrer. So werdet auch Ihr, wenn Ihr dem Unterricht folgt, Selbst-Verwirklichung erlangen. Ihr werdet gewaltige Kraft bekommen. Ihr werdet fühlen: Ich bin nicht Körper. Dies ist nicht Fleisch. Das ist Gottes Kraft. Ich bin glücklich, daß ich gehen, sehen, hören kann. Was ich hier sage, ist nicht meine eigene Erfindung. Ich beziehe mich auf die Schriften der Bhagavadgita. Das ganze menschliche Leben dient der Selbst-Verwirklichung. Das Selbst ist nicht weit weg. Eines Tages wird die Tür im Gehirn sich öffnen und Ihr werdet die Wahrheit und den Schatz finden. Wenn Ihr also die Freundschaft zwischen der Seele und dem Körper erhaltet, werdet Ihr am schnellsten Selbst-Verwirklichung erlangen.

Dann das Mantra *»oṁ śāntiḥ śāntiḥ śāntiḥ«*. Ich habe keinen physischen Frieden. Meine Gesundheit ist nicht gut. Ich sollte meinem Guru folgen, der Seele. Der Guru ist der unsichtbare Körper. *»gu«* bedeutet unsichtbar und *»ru«* sichtbar. Wenn Ihr *»gu* und *ru«* verbindet, bedeutet es, Seele und Körper verbinden. Denn: Ich muß meinen Körper gesund erhalten. Der Kriya-Yoga ermöglicht eine dreifache Entwicklung: einen gesunden Körper, ein gesundes Gemüt und Seelenkultur. Kriya-Yoga wird Euren physischen Körper, Euren Wissenskörper und Euren kosmischen Körper fit halten und darüber hinaus werdet Ihr Selbst-Verwirklichung erlangen.

»piṇḍe kuṇḍalinīśaktiḥ« bedeutet, daß unser grobstofflicher Körper in Täuschung, Illusion und Irrtum verstrickt ist. Wenn Ihr Eure Augen schließt, könnt Ihr niemanden sehen. Wenn Ihr Eure Augen öffnet, könnt Ihr sofort alles sehen. In Eurem Gehirn existieren dann so viele Personen – auf diese Weise seid Ihr in die Materie verwickelt. Ebenso verwickeln Euch alle Empfindungen Eures Nervensystems in Täuschung, Illusion und Irrtum.

»rūpaṃ bindu«. Wenn Ihr dem Meister folgt, wird Euch der Meister sagen, wie Ihr Euch haargenau auf die rechte Stelle konzentriert.

»rūpaṃ bindu iti jñeyam rūpātītaṃ haṃsa ity udāhṛtam.« Ihr müßt Eure Sinne zurückziehen bis zum dritten Kreislauf oberhalb der Hypophyse. Das ist die richtige Stelle für die Gottesverwirklichung. Die *kuṇḍalinī*-Kraft wird nach oben kommen. Die Milch ist gequirlt und die Sahne ist nach oben gestiegen. Die Kraft des Steißbeinzentrums ist in das Kreuzbeinzentrum eingetreten, von dort ins Nabelzentrum, dann ins Herzzentrum, Halszentrum und von dort in die *medulla oblongata*,

das verlängerte Mark. Dann wird es *»haṃsa«* genannt. *»haṃsa«* bedeutet, daß Ihr Euch in wirklicher Abgeschlossenheit befindet. Ihr habt keine Verbindung mehr zur Außenwelt. Im Sanskrit-Alphabet ist der erste Buchstabe *»ham«* und der letzte *»sa«*. Ihr nehmt alle übrigen Buchstaben und verschließt sie in Eurem Gehirn, so daß Ihr nicht sprechen könnt. Ihr könnt nur ruhig sitzen.

«haṃsa ity udāhṛtam rūpaṃ bindu.« Wenn Ihr der Führung eines verwirklichten Meisters folgt, wenn Ihr Eure Aufmerksamkeit fünf Minuten genau konzentriert haltet, werdet Ihr erleben, daß Euer spiritueller Strom nach oben gekommen ist und all Eure Gedanken verschwunden sind.

»rūpātītaṃ nirañjanam.« Dann habt Ihr keine Körperempfindungen mehr. Ihr wißt nicht, wo Ihr sitzt. Dann wird die Kraft Gottes ins Gehirn aufsteigen. Ihr werdet Gott wahrnehmen, Gott empfangen, Gott verwirklichen. Wenn Ihr kommt und kurze Zeit sitzt, werdet Ihr fühlen daß Eure Kraft heraufgekommen ist und Euer Bewußtsein sich nicht an verschiedenen Plätzen bewegt: es ist ganz gesammelt.

puṣpapuṣpāntaraṃ vrajet jñānalabdhas
tathā śiṣyo gurugurvantaraṃ vrajet.

Wenn die Biene Honig in einer Blume sucht und keinen Honig findet, geht sie zur nächsten Blüte. Ebenso sucht jeder Mensch die Wahrheit, nicht dogmatiche Ansichten oder fanatische Ideen. Ich habe Zuflucht unter einem großen Feigenbaum gefunden, also sollte ich dort bleiben. Wenn ein großer Ast des Feigenbaumes im Sturm auf mich fällt und ich sterbe, dann werde ich unter dem Baum sitzenbleiben und friedlich sterben. – Ihr braucht Erlösung, Frieden und ständige Wahrnehmung des Selbst. Wenn Ihr diese Empfindungen habt, dann braucht Ihr nicht Kriya-Yoga zu lernen.

Frage: Was ist der Unterschied zwischen Wissen (knowledge) und Gemüt (mind)?

Antwort: Wissen und Gemüt sind weit voneinander entfernt. Oder nicht? Das Gemüt funktioniert durch die fünf Sinnes-Telefone und Wissen funktioniert durch psychologische und philosophische Kraft innerhalb des Gehirns. Das Gemüt erzeugt Ignoranz, unterscheidendes Wissen bringt uns Licht. Der Sinn dafür, was man tun soll oder nicht, wird uns durch das Großhirn und das Kleinhirn gegeben. Wenn Ihr Euer Gemüt kontrolliert und Eure Aufmerksamkeit auf Groß- und Kleinhirn richtet, werden alle Empfindungen dorthin aufsteigen. Automatisch werdet Ihr Wissen erlangen. Danach werdet Ihr ein sehr starkes Leuchten in jeder Gehirnhälfte wahrnehmen. Je mehr Ihr übt, desto mehr Licht werdet Ihr im ganzen Gehirn wahrnehmen. Allmählich seht Ihr Licht im Thalamus ud Hypothalamus.

Wenn Ihr Verlangen nach Selbst-Verwirklichung habt und immer tiefer geht, dann könnt Ihr den Thalamus und die Zirbeldrüse erreichen. Und wenn Ihr die Chance habt, dort einzutreten, werdet Ihr strahlendes Licht und gewaltige Rotationen von Licht sehen. Es ist leicht. Glaubt nicht, daß es lange dauern wird. Ihr denkt, Swamiji hat einen Rauschebart, er meditiert seit frühester Kindheit, deshalb sagt er: »Sehr leicht. Sehr leicht!« Wenn es keine Flugzeuge gäbe und ich würde zu den Leuten sagen, daß es sehr leicht ist, innerhalb von 24 Stunden von Kalkutta nach Curacao zu gelangen, würden mich die Leute auslachen. Sie würden sagen, das ist nicht möglich. Ich habe viel gesprochen, heute. Jetzt möchte ich meine Rede beenden.

Frage: Swamiji, bitte wiederhole den Sloka, den Du am Anfang gesungen hast. Ich liebe diesen Sloka sehr.

Antwort: Vielen Dank. Ich liebe diesen Sloka auch. Hört zu:

oṁ saha nāvavatu
saha nau bhunaktu
saha viyram karavāvahai
teja svi nāvadhitamastu
mā vidvisavahai
oṁ śāntiḥ śāntiḥ śāntiḥ

VIII. Einige wichtige Ereignisse im Leben von Swami Hariharananda Giri

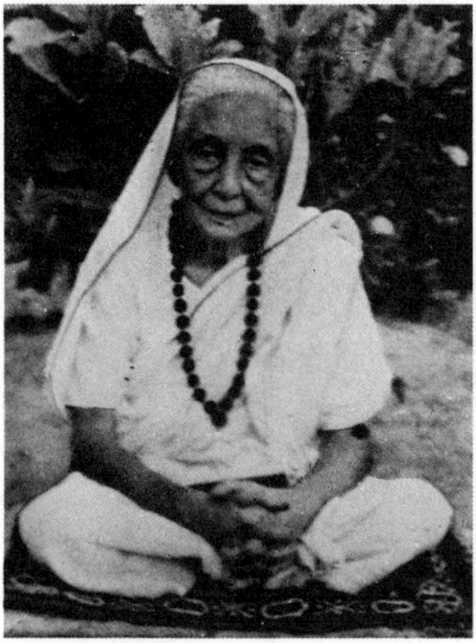

Die Mutter

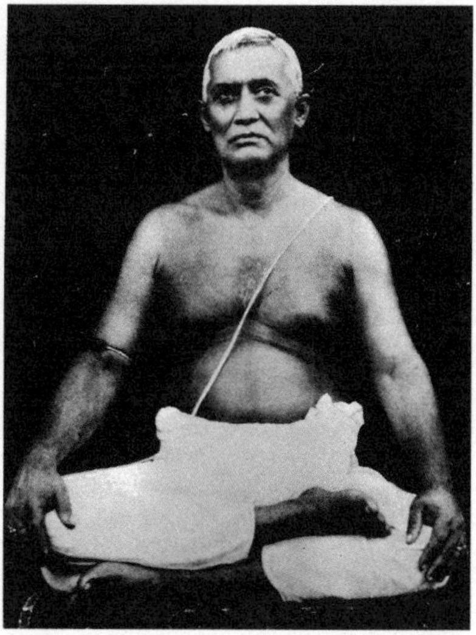

Der Vater

Swami Hariharananda Giri wurde am 27. Mai 1908 in Habipur in Nadia, West-Bengalen, der Geburtsstätte des großen indischen Heiligen Chaitanya Mahaprabhu, in einer aristokratischen Bramahnenfamilie geboren.

Als frühreifes Kind konnte er bereits im Alter von vier Jahren alle *pūjāmantras* auswendig, die er von seinem Vater, Sri Haripad Bhattacharya, der sehr religiös und in allen Hinduschriften wohlbewandert war, gehört hatte.

Mit elf Jahren nahm er die *upanayana*-Weihe und legte das Gelübde des *brahmacārya* ab.

Mit zwölf Jahren wurde er in den *Jnana-Yoga* eingeweiht von *sadhak Sri Bijyakrishna Chattopadhyay*, einem bekannten selbst-verwirklichten Yogi, der auch Familienvater war und der ihn später veranlaßte, Sri Yukteswar aufzusuchen.

1932 traf er Sri Yukteswar in dessen Ashram in Serampur und wurde von ihm in den Kriya-Yoga eingeweiht. Er studierte Astrologie, Astronomie und Handlesekunst und vollendete unter der Führung seines Guru die erste Kriya. Schon damals versprach er, ein asketisches Leben zu führen und in Kontakt mit dem Ashram zu bleiben.

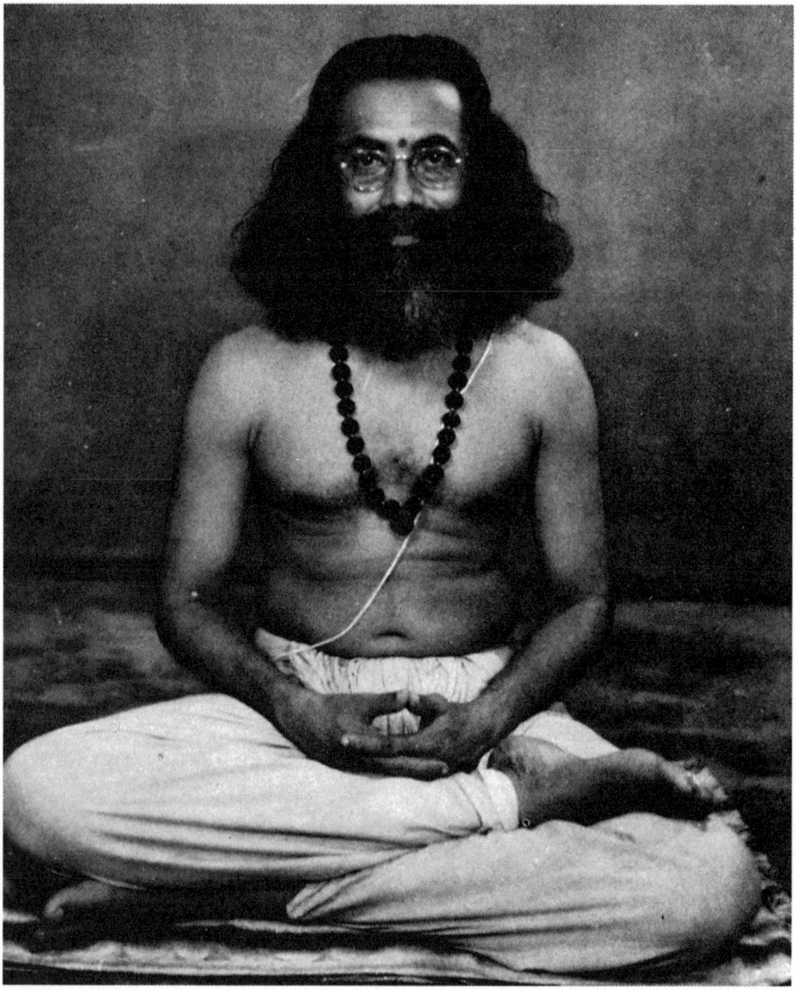

1935 traf er Paramahansa Yogananda und wurde von ihm in die zweite Kriya eingeweiht.

1938 trat er in den Karar-Ashram in Puri ein und führte von da an ein asketisches Leben unter dem Namen Brahmachari Robinarayan.

1939 erhielt er die dritte Kriya von Srimat Swami Satyananda Giri Maharaj, dem *ācārya* des Ranchi Brahmacharaya-Ashram und Präsidenten der Yogoda Satsanga Society von Indien.

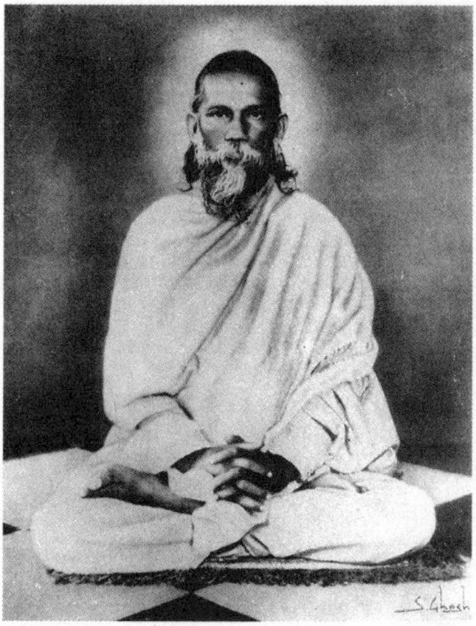

Srimat Swami Satyananda Giri

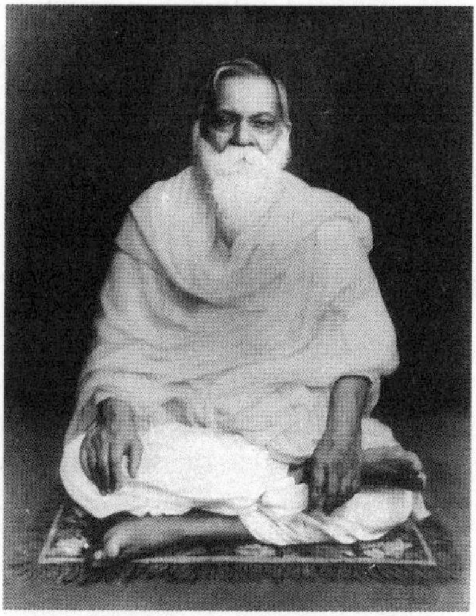

Srimat Bhupendranath Sanyal

1940 erreichte er die *khecarī-*, *bhramarī-* und *śāmbhavī-*Stufen der Selbst-Verwirklichung und machte die Erfahrung, daß göttliches Licht von seinem Körper ausstrahlte.

1943 bekam er den vierten Kriya von Srimat Bhupendranath Sanyal, einem berühmten Yogi und Schüler von Lahiri Mahasaya.

1944 erhielt er die geheime *samādhi*-Technik von einem jungen, unbekannten und mysteriösen Yogi.

1945 erhielt er den fünften und sechsten Kriya von Srimat Bhupendranath Sanyal.

Insgesamt erreichte er sechs *samādhi*-Stufen während der Zeit von 1944 bis 1947.

1948 erreichte er das *nirvikalpasamādhi* und die Paramahansa-Stufe der Selbst-Verwirklichung.

1949 traf er *mahāvatāra Kalpayogi Babaji Maharaj* zweimal im Karar-Ashram und empfing seinen Segen. Er besuchte Ranikhet und ging zu der Höhle, in der Babaji Maharaj Lahiri Mahasaya in den Kriya-Yoga eingeweiht hatte. Dort hörte er die göttliche Stimme von Babaji, die ihn ermutigte, in seiner Mission fortzufahren.

1950 wurde er das Oberhaupt des Puri-Ashrams auf Wunsch Paramahansa Yoganandas und folgte so der Linie der Meister: Babaji, Lahiri Mahasaya, Sri Yukteswar und Paramahansa Yogananda.

1951 ermächtigte ihn Paramahansa Yogananda, Einweihungen in den Kriya-Yoga vorzunehmen.

Am 27. September 1958 erschien ihm die Göttin Kali, die Göttliche Mutter und die Gottheit, die Swami Hariharananda Giri zutiefst verehrt, in göttlichem Glanz, segnete ihn und wies ihn an, mit seiner Missionstätigkeit für den spirituellen Aufschwung in der Welt fortzufahren.

Am 27. Mai 1959 empfing er *saṃnyāsa* – die Mönchsweihe – von Jagadguru Sankaracharya Maharaj von Gobardhan Pitha, Puri, mit allen Riten und war von da an als Swami Hariharananda Giri Maharaj bekannt.

Er folgte *Srimat Swami Satyananda Giri Mahraj* als *sādhu sabhapati* nach dessen *mahasamādhi* am 4. August 1971 und wurde in dieser Würde formell bestätigt von Sri Sankaracharya und anderen *sādhus* in der *abhiśekotsava*, die im Ashram abgehalten wurde.

Seit 1974 besucht er verschiedene europäische Länder und die USA und lehrt dort in vielen Städten den Kriya-Yoga.

Gegenwärtig lehrt er den Kriya-Yoga in ganz Indien und im Ausland als Oberhaupt des Karar-Ashrams in Puri. Zwei seiner fortgeschrittenen Schüler sind zu Einweihungen in der Kriya-Yoga in Europa berechtigt: Swami Atmananda Giri (Dr. Chand), der ein Kriya-Yoga-Zentrum in Rourkela/Orissa (Indien) leitet und Schüler in Europa und USA betreut, und Yogacārya Peter van Breukelen aus Holland.

SELF-REALIZATION FELLOWSHIP
3880 San Rafael Avenue,
Los Angeles 65, Calif.
U.S.A.

Telephone:
CApitol 0212

Cable:
"SELFREAL"

October 6, 1951

Brahmachari Robynarayan
Yogoda Ashram
Puri, India

Sananda will soon finish the bldgs at Puri.

Dear Robinarayan:

I have received your many letters and am sorry I have been unable to answer them sooner. My life is one whirl-wind of activity and struggle for the work. One thing I must ask of you all is that you please do not write letters to me in Bengali because none of my secretaries can read -- I read them carefully when they come, but have not the time to re-read again when dictating. I am at this moment dictating the following to you at 1 a.m. I love to read the letters written in Bengali, but for the above-stated reason, I ask that you tell all writing to me to write in English.

I received a letter from a man who has gone to the Ashram at Puri to stay, leaving his family. If his whole soul is tied to the work and he will follow it 100%, then it is alright for him to remain. I am glad he has come but he must follow all the rules of Brahmacharya.

I am very pleased with the work you are doing at Puri. Keep on with it with great diligence and at the same time remain faithful to your meditation. Every minute of your existence hold to the thought of Divine Mother -- no matter what work you are performing.

What is the name of the student initiated by me here -- you wrote that he stopped there with his family and you discussed Kriya Yoga. Give his address too.

Partly due to your recommendation I have already sanctioned the buying of the Bhuboneswar property and sometime I will make a small ashram.

I give you permission to give the Kriya Yoga to those who are truly in earnest -- but only after they have received all the other preliminary techniques — the tension exercises concentration exercise (Hang-sau) and meditation (listening to Om sound. Contact Prokas about the technique -- I will instruct office to also send you the form to follow. Let me hear from you further about this.

Why don't you train some workers who can carry on the work there? It requires two years of training to bring anyone here and then on my recommendation. I have written to Sananda to begin work in Puri and he will do so. One thing I must ask of each of you and that is that you all work harmoniously together for the common cause. Do not seek to find faults in others for then your whole lives become tied to negativeness. Every person has some faults and needs love and understanding. Be humble and loving toward others. Keep your minds engrossed with the Divine and you won't have time to think of these lesser things.

My love and blessings are with you always.

Very sincerely yours,

P. Yogananda

Let the new devotee receive all lessons of S.R.F. & [illegible] — he must do great [illegible] along with you. P.Y.

PY:vw

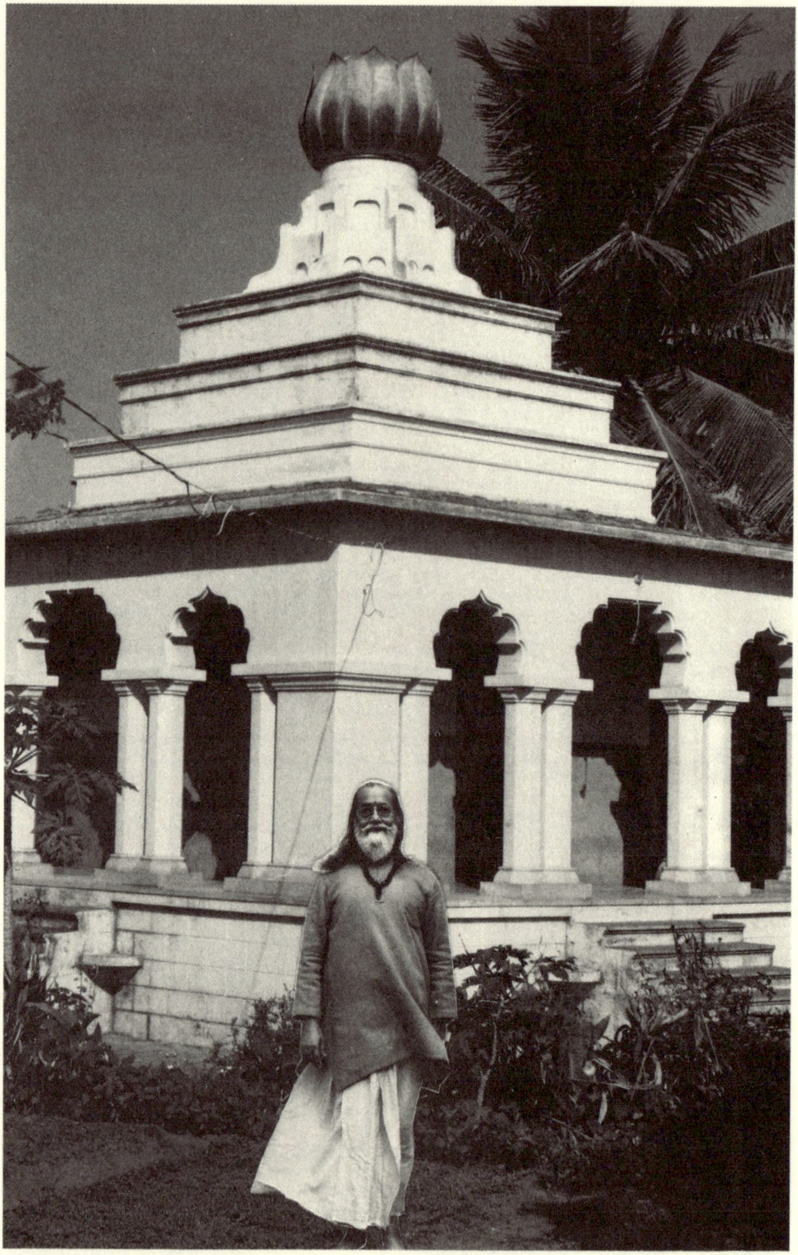

Swami Hariharananda Giri vor dem Sri Yukteswar Samadhi Mandir, Karar Ashram, Puri

Sri Yukteswar und der Karar-Ashram

Einer der wichtigsten Schüler von Lahiri Baba war Priya Nath Karar, der später als Swami Sri Yukteswar Giri bekannt wurde. In Serampur in West-Bengalen geboren, ergründete er die heiligen Schriften in ihrer ganzen Tiefe. Neben der völligen Meisterung des Kriya-Yoga erlangte er ein umfassendes Wissen über die Veden, die Upanishaden, über Astronomie und Astrologie. Deshalb bekam er den Titel *Jnanavatar.*

Sri Yukteswar lehrte den Kriya-Yoga in ganz Indien, indem er viele Orte besuchte. 1898 kam er zum erstenmal nach Puri, um in diesem höchst bedeutenden spirituellen Zentrum Indiens Vorlesungen über den Kriya-Yoga zu halten. Ab 1900, als Puri an das Eisenbahnnetz angeschlossen wurde, kam er regelmäßig jedes Jahr. Viele gebildete und einflußreiche Leute wurden von seinen Lehren angezogen und boten ihm kostenlos städtischen Grund an, um dort einen Ashram zu errichten.

1903 suchte Sri Yukteswar Land am Meeresstrand aus und innerhalb von zwei Jahren wurde dort ein kleiner Ashram gebaut. Der Ashram bekam den Namen Karar-Ashram, da Sri Yukteswar damals noch Hausvater war.

Im Laufe der Zeit blieben viele Brahmacaris bei ihm im Ashram und er erzog sie nach seinen strengen Grundsätzen. Unter ihnen gab es vier, die die höchste Stufe der Verwirklichung erreichten und ins Licht der Öffentlichkeit traten: Paramahansa Yogananda, Swami Satyananda Giri, Swami Hariharananda Giri und Swami Premananda Giri aus Washington USA.

Als nach 1920 Yogananda Indien endgültig verlassen hatte, um nach Amerika zu gehen, wandelte Sri Yukteswar im Alter von 70 Jahren den Ashram in eine Stiftung um. In der Übertragungsurkunde legte er nieder, daß der Besitz des Karar-Ashram unveräußerlich sei und daß jene, die zu Treuhändern ernannt wurden, den Ashram lebenslang führen sollten.

Als erster Präsident *(Saddhu Sabha Pati)* berief Sri Yukteswarji einige verläßliche Schüler in den Führungsausschuß der Stiftung. Paramahansa Yogananda wurde Vizepräsident, Satul Prosad Chondhari wurde Schatzmeister, Swami Dhirananda Giri wurde mit allem betraut, was Lehre und Unterweisung betraf, Sri Provash Ghose, der Bruder von Paramahansa Yogananda wurde Sekretär. Zusammen mit zwei weiteren Sachwaltern überwachten sie die Arbeit des Ashrams mit großer Sorgfalt.

Um seine Nachfolge von Streit frei zu halten, traf Sri Yukteswarji eine klare Abmachung. Er ernannte ein unabhängiges Komittee, das den neuen Präsidenten in sein Amt einsetzen sollte. Falls er schon von seinem Vorgänger bestimmt worden sei, sollte das Kommittee diese Verfügung bestätigen, falls kein Nachfolger ernannt worden sei, sollte es aus dem Kreis geeigneter Personen einen Präsidenten wählen. Das Kommittee besteht aus zwölf Präsidenten zwölf verschiedener Ashrams und versammelt sich unter dem Vorsitz von Shankaracharya von Gobordhan Pith. Das Kommittee heißt Sadhu Mondali und seine zweite Hauptaufgabe ist, die Arbeit des Karar-Ashrams und seiner Mitglieder zu beaufsichtigen.

1924 ging Swami Dhirananda Giri nach Kalifornien. Unglücklicherweise verliebte er sich und heiratete ein amerikanisches Mädchen. Entsprechend der Richtlinien von Sri Yukteswar in der Übertragungsurkunde des Karar-Ashrams enthob ihn Saddhu Mondali all seiner Ämter, sogar von seinem Recht zu initiieren, und wies ihn an, zukünftig nur seinen Familiennamen Sri Nanigopal Bachi zu tragen. So beruft Saddhu Mondali jedes Jahr eine Versammlung ein und wacht sorgfältig darüber, daß der Wille Sri Yukteswars ausgeführt wird.

Als seinen Nachfolger in der Präsidentschaft ernannte Sri Yukteswar Paramahansa Yogananda. Aber dieser verließ 1936 Indien wieder und blieb ständig in Amerika. Jedoch muß der Präsident gemäß der Übertragungsurkunde mindestens einmal im Jahr in den Karar-Ashram kommen. Daher setzte Saddhu Mondali Swami Satyananda Giri an die Stelle von Paramahansa Yogananda.

1970, kurz vor seinem Tode, ernannte Swami Satyananda Giri Swami Hariharananda Giri zu seinem Nachfolger auf den Stuhl von Sri Yukteswar.

Viele Jahre lang war Swami Hariharananda Giri bereits der Acharya des Karar-Ashram in Puri, und die Präsidentschaft bedeutete nun darüber hinaus spirituelles und organisatorisches Oberhaupt von mehr als 30 Ashrams in der Folge von Sri Yukteswar zu sein. Die wirklichen Gründe dafür, daß ihm diese große Aufgabe übertragen wurde, waren seine spirituelle Entwicklung, sein Wissen, seine Demut und seine Freundlichkeit. Diese Eigenschaften hatten ihn überall in Indien bekannt gemacht. So war es mehr ein Vergnügen als eine Pflicht für die Mitglieder des Sadhu Mondali, ihn als spirituellen Führer in solch eine Stellung zu berufen.

IX. Haṁsa

Gottes Schöpfung besteht aus fünf grobstofflichen Elementen, nämlich 1. Äther (Vakuum), 2. Luft, 3. Feuer, 4. Wasser, 5. Erde. Das menschliche Sein ist Teil und Zusammenfügung dieser göttlichen Schöpfung und es enthält diese fünf grobstofflichen Elemente.

Im menschlichen Körper, und zwar innerhalb der Wirbelsäule, gibt es sechs Hauptzentren. Das Steißbein ist das Geldzentrum, das Kreuzbein das Sexzentrum, das Nabelzentrum das Verdauungszentrum, das Herzzentrum ist das Zentrum unserer Animalität und der Zuneigung, im Halszentrum, dem Zentrum der Leere beginnt unsere Spiritualität, und in der Hypophyse ist das Zentrum der Gott-Verwirklichung lokalisiert.

In der Hypophyse, dem Sitz des zweiblättrigen Lotos, symbolisiert ein Blatt *ham*, das andere *sa*. Obwohl *ham* und *sa* verschieden zu sein scheinen, sind sie in Wirklichkeit eines. *ham* meint den grobstofflichen Körper und *sa* die Seele. Die übrigen fünf Zentren – Hals-, Herz-, Nabel-, Kreuzbein- und Steißbeinzentrum – sind mit verschiedenblättrigen Lotussen ausgestattet und jedes Zentrum steht für eines der fünf grobstofflichen Elemente – Äther, Luft, Feuer, Wasser und Erde – mit deren Hilfe Leben wächst und sich erhält.

ham, unser grobstofflicher Körper, das »Ich bin«, glaubt von sich, der Herrscher oder Meister des gesamten Seins zu sein. Aber in Wirklichkeit ist es die Seele – *sa*. *sa* befindet sich an jedem Ort unseres gesamten Systems. Dieses *sa* bedeutet unsere Seele und sie ist der einzig Handelnde des Körpers. Ohne Seele ist ein menschlicher Körper ein toter Körper.

Solange wir unter dem Einfluß der vitalen Triebe und der Unwissenheit stehen, fühlen wir: »Ich bin der Herrscher von allem, was ich überblicken kann. Aber wenn jemand Selbst-Verwirklichung erreicht, erkennt er, daß er aus zwei Körpern besteht. Der eine ist der unwissende »Ich-bin«-Körper, der andere der wahre »Er«, unser innewohnendes Selbst und der allein Handelnde bei allen Aktivitäten unseres grobstofflichen Körpers.

Wenn der Mensch Selbst-Verwirklichung erreicht, ändert sich sein Gefühl, es wird zu: »Ich bin Er« – *haṃsa.* Zu diesem Zeitpunkt vermischen sich die Worte ham und sa und werden zu hamsa und auch zu saham. Die zwei getrennten Worte *ham* und *sa* sind in Wirklichkeit das eine Wort *haṃsa,* was durch *sādhanā* (Übung) erkannt wird.

Man kann es auch so erklären: Unser grobstofflicher und toter Körper ist haṁ. Der menschliche Körper ist einem Automobil vergleichbar, das auf der Straße steht. Ohne die Seele, den Fahrer des Fahrzeugs, kann sich unser Körperfahrzeug nicht von der Stelle bewegen. Unser Körper ist haṁ-Körper, was »Ich bin« bedeutet. Und wer atmet nun durch die Nase ein? »Er« das wahre »Ich«, sa, die Seele.

Ein toter Körper atmet nicht ein. Darum kann die Einatmung auch nicht haṁ sein, denn nur die Kraft Gottes atmet ein. Das heißt, sa atmet ein und deshalb ist sa die göttliche Kraft, die den Atem durch unsere Nase zieht.

In der *Gheraṇḍa-Saṃhitā* im Kapitel über *kevalakumbhaka* heißt es: *haṃkāreṇa bahir yāti saḥkāreṇa viśet punaḥ.* Das bedeutet, der ausgeatmete Atem entspricht ham und der eingeatmete sa, denn sa bedeutet Seele – sie atmet ein.

In der Schrift *Svarodaya,* Sloka 51 heißt es:

hakāro nirgame proktaḥ sakāras tu praveśane

Das bedeutet, wenn die Luft aus der Nase strömt, ist das ham und wenn sie in die Nase eintritt, sa. Denn sa ist die Seele und die Seele atmet ein.

Nun zur höheren Philosophie von *haṃsa.* Wenn im Kriya-Yoga der in Andacht Versunkene jenseits des Gemüts, der Gedanken, des Intellekts, des Ichs, des Körpers und der auf die Welt gerichteten Sinne geht, wird ihm *»parāvasthā«,* der überbewußte Zustand zuteil. Zu diesem Zeitpunkt fühlt der Andächtige nur göttliche Schwingung und Licht. Nur dann fühlt er wirklich die wahre Liebe zu Gott. Man nennt dieses Bewußtsein auch Mutter Natur. Während dieser Zeit wird der Meditierende der wahren Seele, sa, allein gewahr und taucht in den Zustand des kosmischen Bewußtseins ein. Das ist der echte *yoganidrā.* In diesem Zustand wird dem Andächtigen äußerster göttlicher Friede, Wonne und Freude zuteil. Das ist die wahre sa-sadhana. Gleich nach dieser Art Meditation, wenn der Andächtige die Augen öffnet und seine Aufmerksamkeit völlig in der Hypophyse zentriert bleibt, nimmt er die dreifachen göttlichen Qualitäten wahr und wahre Liebe zu Gott. Wenn er hernach seine Aufmerksamkeit auf die tieferen Zentren richtet, jetzt mit offenen Augen, so nimmt er – obwohl er im Körper-Sinn, im haṁ-Sinn verharrt, die lebendige Gegenwart der Seele wahr, die sa ist, und zwar in seinem ganzen Organismus, wobei er die materielle Welt und den grobstofflichen Körper samt der allumfassenden Gegenwart der Seele in einem erfaßt. Das ist wahre *haṃsasādhanā.*

Diejenigen aber, die sa wie eine Maschine ausatmen und ham einatmen und innerlich *ham* und *sa* rezitieren, praktizieren zweifellos einen niedrigeren Grad der Meditation.

In der Schrift *Smṛti* heißt es: *uttamo brahmasadbhāvo dhyān-abhāvas tu madhyamaḥ, stutujapanam adhamaṃ vāhyapūjā-dhamādhamā.*

Dies hat den ersten Grad der Meditation namens *Brahma-satbhava* zum Inhalt: Das Gewahrwerden der Seele sowohl im grobstofflichen Körper als auch im Universum. Auf dem zweiten Grad sind diejenigen, die beständig lediglich die Form imaginieren (was allerdings ohne Seelen-Kultur nicht möglich ist). Auf dem dritten Grad sind jene, die innerlich Mantras rezitieren oder beten oder mit Hilfe der Atmung *so 'ham haṃsa* rezitieren. Auf dem vierten Grad sind die, welche Blumen opfern und mit Mantras Formen anbeten und damit kostbare Zeit verschwenden und nichts gewahrwerden. Auch diejenigen, die *sa* einatmen und *ham* ausatmen, sind ebenfalls auf einem niedrigeren Meditationsgrad.

Aber nach der Selbst-Verwirklichung, wenn der Andächtige in der materiellen Welt verbleibt und ständig *sa,* die Seele, als den einzig Handelnden des grobstofflichen Körpers wahrnimmt, dann hat er das Stadium des Gewahrseins, welches das wahre *haṃsasādhanā* ist, erreicht. Denn Weisheit kann nicht durch die fünf Sinnesorgane wahrgenommen werden, sondern nur durch das Atom.

X. Aum

Kriya-Yoga ist eine Wissenschaft des richtigen Atmens. Wenn durch richtiges Atmen Ruhe eintritt, dann befindet sich der Meditierende in einem Zustand völliger Gelöstheit und erfährt die drei göttlichen Erscheinungsformen: göttlichen Ton, göttliches Licht und göttliche Schwingung.

In der Bibel steht: »Im Anfang war das Wort, und das Wort war bei Gott!« Hier bedeutet das Wort den göttlichen Ton.

Im Zustand tiefer Meditation hört der Schüler Töne. Das können summende, brummende, grollende, brausende Töne sein, Glockentöne und eine Vielfalt anderer Töne. Wenn der Schüler einen dieser ihn ganz erfüllenden Töne wahrnimmt, so ist dieser Ton »AUM«.

Der menschliche Körper ist ein Mikrokosmos und der Ton des kosmischen Motors (der kosmischen Bewegung) ist AUM. »AUM« meint Gott. In der Gita (Kap. 10, Vers 25) sagt Gott:

»girām asmy ekam akṣaram«,

was soviel bedeutet wie: inmitten des Tons bin ich als AUM manifestiert.

»A« steht für den Kausalkörper, »U« für den Astralkörper und »M« steht für den grobstofflichen Körper. In der Schrift heißt es:

oṁkārasya brahma ṛṣi gāyatrī candi
agnir derata sarva karma ārambha:

Bevor wir etwas denken, reden oder tun, steigt AUM empor und ertönt. Bevor wir hungrig werden, läßt das formlose »A« die Vorstellung des Hungers aus dem Vakuum in uns aufsteigen. Dann nehmen wir im Gehirn, dem astralen Körper »U«, das Gefühl des Hungers wahr.

Über das Gehirn nehmen wir das Gefühl des Hungers in unserem Magen wahr. Aber unser Hunger kann so lange nicht befriedigt werden, bis unser grobstofflicher Körper »M« durch den Mund kundtut, daß wir hungrig sind. Unser Kausalkörper ist also »A«, unser Astralkörper »U« und unser grobstofflicher

Körper »M«. Die Zusammennahme dieser drei Körper ist A+U+M = AUM.

So ist jede Form von Arbeit, gute oder schlechte Gedanken, die uns in den Sinn kommen und denen wir Ausdruck verleihen AUM. Jedes gesprochene Wort, jeder Ton in der Welt ist das Zusammenwirken von AUM. Aber wir können das nicht begreifen, bevor wir einen selbstverwirklichten Menschen treffen und von ihm die Technik, den AUM-Ton zu hören, bekommen. Durch die Kraft eines verwirklichten Kriya-Yoga-Meisters kann jedermann diesen göttlichen Ton innerhalb kurzer Zeit wahrnehmen.

Die Krafteinheit der ganzen Welt liegt in AUM. Je tiefer einer meditiert, desto eher wird er in der Lage sein, den Ton ständig zu hören und zwar auf vielerlei Art.

Wenn der Schüler seine Sinne vom Steißbeinzentrum zurückziehen kann und es ihm gelingt, durch allmähliche Fortschritte bis zur Hypophyse, dem Königreich Gottes, vorzustoßen, geht er in den überbewußten Zustand ein. In diesem Zustand erhebt er sich über seinen grobstofflichen Körper und hört automatisch in allen seinen Rückenzentren den Ton AUM.

Viele Yogis sagen, man solle AUM in jedem der sechs Rückenzentren wiederholen, von oben nach unten. Wenn man aber den Ton, ohne die Ohren zu verschließen, in jedem Zentrum beständig hört, ist die Einheit mit Gott hergestellt und es ist daher nicht notwendig, in jedem Zentrum »AUM« zu chanten, da man sich ja bereits inmitten des Tones befindet.

Als Gott das Universum schuf, war die kreative Kraft der Ton AUM und seine erste Schöpfung das Vakuum. In diesem Vakuum kann dieser Ton AUM ganz deutlich wahrgenommen werden.

Es gibt fünf luftleere Räume im Kopf über dem Halszentrum. Vom Halszentrum an sind es die Vakuum-Zentren: *cidākāśa, parākāśa, daharākāśa, mahākāśa* und *ātmākāśa!*

In der *medulla oblongata* wird der Ton vom Schüler nur gefühlt. Der Ton selbst kommt vom Vakuum. In der Schrift steht:

> *indriyāṇāṃ mano nātho manonāthas tu mārutaḥ,*
> *mārutasya layo nāthaḥ sa layo nādam āśritaḥ*

Der Meister der fünf Sinnes-Telefone ist der Verstand, der Meister des Verstandes ist die Luft (Atmung). Atemkontrolle ist Kontrolle des Verstandes. So erreicht man durch vollendete

Atemkontrolle den Zustand der Ruhe. Ruhe ist Göttlichkeit. In diesem Zustand kann man den Ton AUM ständig hören.

In dem *ākāśa,* dem Vakuum, fühlt man göttliche Schwingung, sieht göttliches Licht und hört göttlichen Ton. Alles fließt von oben nach unten und man befindet sich in einem Zustand von Freude, Ruhe und Seligkeit.

Im formlosen Zustand, dem Vakuum-Zustand, hört man den überaus starken göttlichen Ton AUM. In diesem Zustand wird der begrenzte Körper transformiert und man ist im unbegrenzten Körper, im überbewußten Zustand, im *parāvasthā*-Zustand. Man hört göttliche Musik, sieht göttliches Licht, fühlt göttliche Schwingung und genießt den göttlichen Nektar. Die Schrift sagt: *»brahmavid brahmaiva bhavati.«* Wer Brahma erkennt, wird Brahma! Das, was alles durchdringt, ist Brahma. Jedes Wort, jeder Ton, alles was man hört, ist die Sprache Gottes – und diese Sprache ist zusammengesetzt aus AUM.

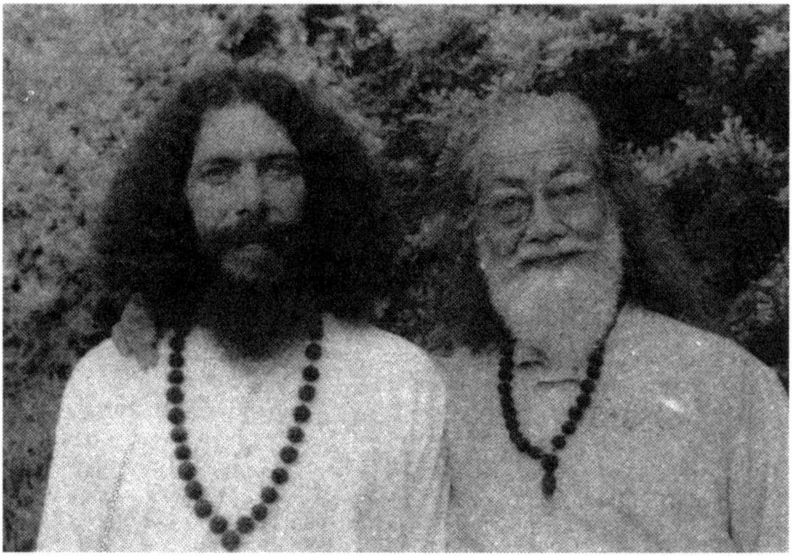

Peter van Breukelen ist langjähriger Schüler von Swami Hariharananda und betreut in Europa seine Schüler.

Glossar

abhiśekotsava	Zeremonie, bei der die Gelübde des Mönchstums abgelegt werden
ācamana	das Wasserschlürfen o. Mundausspülen
ācārya	Lehrmeister
advaita	Nicht-Dualität, Nichtzweiheit (von ātman und brahman, von Einzelseele und kosmischer Seele)
advaita-vedānta	siehe: vedānta
agnihotra	Feueropfer
ahaṃkāra	Ego, Ich-Bewußtsein (wörtlich: der Ich-Macher; der Zustand, in dem man versichert: »ich weiß!«)
ājñā*(-cakra)*	das Cakra in der medulla oblongata (verlängertes Rückenmark), aber auch das Nervengeflecht zwischen den Augenbrauen, der Sitz der Befehlskraft
ākāśa	freier Raum, Äther, das fünfte Element
anāhata	das Chakra in der Herzgegend
anāhata-dhvani	ununterbrochener Laut
ānanda	Seligkeit, höchste Freude
ānandamaya-kośa	siehe *kośa*
anna	Speise, Materie
annamaya-kośa	siehe *kośa*
antara-kumbhaka	Anhalten des Atems nach voller Einatmung
antaryāmin	der innere Lenker (ātman)
apāna-vāyu	Ein vitaler Lebensbereich des unteren Bauchs, der die Funktion der Entleerung von Urin und Kot kontrolliert
aparokṣa	intuitiv, unmittelbar

arhat	Heiliger
āsana	Körperstellung, Positur (im Yoga)
ashangśakti-samādhi	(4. Kriya)
Ashram (āśrama)	Ort f. klösterliche Zurückgezogenheit zu spiritueller Übung (auch: Einsiedelei)
Atman (ātman)	die Seele, das Selbst, der Geist; überhaupt das göttliche Element in allen Lebewesen, wie auch der anorganischen Materie
ātmākāśa	das absolute Vakuum; der formlose Vater vor der Schöpfung
aum	siehe Om
avadhūta	Mönch; Asket, der auf alles verzichtet hat, selbst auf die klassischen Insignien des Sannyāsi
avasthā	Geisteszustand; geistige Verfassung
avatāra	eine Inkarnation bzw. Manifestation des höchsten Gottes in menschlicher Form
avidyā	(Terminus aus der Vedānta-Philosophie:) Unwissenheit; individuelles oder kosmisches Nichtwissen
āyāma	(→ prāna-āyāma) Länge, Ausweitung durch Kontrolle, Anhalten, Beschränkung
bābā	Vater, liebevolle Bezeichnung (Anrede) des Guru
babaji	»Verehrter Vater«: gebräuchlicher Titel in Indien
bahir-kumbhaka	Anhalten des Atems nach voller Ausatmung
bandha	Verschluß; eine Technik zur Kontrolle der Lebenskraft; auch: Bindung
bīja mantra	Wurzelmantra; der Same; Urton einer bestimmten Gottheit
Bhakti-Yoga (bhaktiyoga)	Yoga der Hingabe, Gottesliebe
bhagavadgītā	»Gesang der Erhabenen« – die wohl berühmteste Dichtung des Brahmanismus, dem Gott Vishnu geweiht; Teil des Epos Mahābhārata (18 Gesänge im VI. Buch)

Brahma (brahmā)	Gott in seiner Form als Schöpfer, der erste in der hinduistischen Dreifaltigkeit
brahmacārin/ brahmacārya	Novize, keusch lebender Brahmanenschüler, Angehöriger des ersten Lebensstadiums (brahmacharya)
brahmajñāna	das höchste Wissen um die Gotteserkenntnis
Brahman (brahman)	Gott, das Höchste, Absolute; auch: unpersönl. Weltgesetz, Weltseele
buddhi	unterscheidender Intellekt, höchste geistige Erkenntnisfähigkeit des Menschen
Cakra (cakra)	spirituelles Zentrum im Rückenmarkskanal; auch: Kreis, Rad
celā	Schüler
cidākāśa	»Geist-Äther«
cit	Bewußtsein, Geistigkeit – eine der drei Charakteristiken des Brahman (siehe *sat-cit-ānanda*)
citta	geistiges Denkorgan, wo die Erinnerungen gespeichert sind; die Einheit der seelisch geistigen Funktionen im Menschen als Ort aller inneren Vorgänge
daharākāśa	Vakuum zwischen Hypophyse und Fontanelle
darśana	Segnungen einer verwirklichten Seele; eine der hinduistischen śāstras (heilige Schriften); auch: Vision, Schau Gottes, eines Heiligen oder Götterbildes, Gnade der Gegenwart Gottes oder eines Heiligen
dhāraṇā	Konzentration, Festlegung des Denkens auf einen best. Gegenstand, auf den bei Ausschalten der äußeren Sinne die Vorstellung konzentriert wird (6. Yoga-Stufe)
dharma	göttliches Gesetz, Religion, kosmische Ordnung, gesellschaftliche und religiöse Pflichten
dhyāna	Meditation, innere Schau, Konzentration der Aufmerksamkeit, die zum reinen Bewußtsein führt (7. Yoga-Stufe)

Die Heilige Wissenschaft	Buch von Sri Yukteswar auf Wunsch Babatschis geschrieben. Es enthält Korrekturen der hinduistischen Zeitabfolge und zeigt inhaltliche Entsprechungen zwischen den heiligen Schriften Indiens und der Bibel und der Offenbarung auf
dīkṣā	spirituelle Einweihung, Initiation, rituelle Weihe eines Asketen
gairus	siehe »salsai«
giri	der »Berg« – Zweig des indischen Swami-Ordens
Gita (gītā)	siehe Bhagavadgita (bhagavadgītā)
granthi	Knoten
guṇa	Begriff aus der Sānkhya (Samkhya)-Philosophie, nach der prakṛti (Urnatur) im Gegensatz zu puruṣa (Seele) aus den drei Gunas oder Qualitäten besteht, die als Sattva, Rajas und Tamas bekannt sind
Guru (guru[1]/gurudev[2])	1 spiritueller Lehrer, Meister 2 respektvolle und bewundernde Bezeichnung für den Guru
hari	Kosename für Krishna
Hatha-Yoga (haṭhayoga)	der Yoga, der den größten Wert auf die āsanas (Körperstellungen) legt
iḍā	Der Nervenkanal auf der linken Seite der suṣumṇā (Mondnerv)
iṣṭa	persönliche Gottheit
īśvara	Name für Gott: »Herrscher des Kosmos« [is = herrschen]
jagannātha	Der Herr des Universums; auch: ›Herr der Welt‹ (Jagannāth-Tempel in Puri)
jai	Gruß, Heil; Lob, Preisen
janaka (Eigenname)	der Videha-König von Mithilā
japa	Gebet, hörbar oder nur innerlich gemurmelte Wiederholung eines Namens Gottes, eines mantra oder der Silbe AUM. (→ Patañjali)
jīva	lebendiges Selbst, Einzelwesen, Einzelseele
jīvanmukti	Befreiung aus dem Kreislauf von Geburt und

	Tod; auch: Zustand der Erlösung oder Befreiung in diesem Leben
jīvātman	die Einzelseele
jñāna	spirituelles Wissen, Weisheit, Erkenntnis, höchste Einsicht
Jnana-Yoga (jñānayoga)	Der Weg des Denkens und der Urteilsfähigkeit
Jnana-Yogi (jñānayogin)	jemand, der dem Weg des Jñāna-Yoga folgt
jñānendriya (jñāna-indriya)	Die fünf Fähigkeiten der Wahrnehmung, hören, tasten, sehen, schmecken, riechen
jyotirmudrā	»Licht-Siegel«
kaivalya	eine höhere Stufe der Befreiung, Zustand absoluter Losgelöstheit in Freiheit und Reinheit
kālī	Ein Name Gottes in Form der »göttlichen Mutter«, die Hauptenergie der Natur, meist mit vier Armen dargestellt, zwei wohltätige und zwei zerstörerische
Karma (karman)	Handlung, Tat, das Gesetz von Ursache und Wirkung; auch: die Ergebnisse der guten und schlechten Handlungen, die sich in verschiedenen Existenzen ansammeln und das Leben des Menschen bestimmen
Karma-Yoga (karmayoga)	der Weg der Erkenntnis durch ungebundene Handlung
kośa	Hülle, Körperhüllen, die den ātman umschließen 1. annamaya kośa, der physische Körper (wörtl. »aus Nahrung«) 2. pranamaya kośa, der aus Lebensenergie bestehende Körper 3. jñānamaya kośa, der aus den Sinnen und geistigen Fähigkeiten bestehende Körper 4. vijñānamaya kośa, der zur Gotteserkenntnis fähige Körper 5. ānandamaya kośa, der Seligkeitskörper
Krishna (kṛṣṇa)	eine Verkörperung Gottes, die in der Mahābhārata beschrieben wird: Inkarnation Visnus – der göttl. Hirtenknabe und der Wagenlen-

	ker Arjunas, der ihm die Bhagavadgītā offenbart
Kriya-Yoga (kriyāyoga)	ein Synthese aus Karma-, Jñana- und Bhakti-Yoga
kriyāvat	ein Ausübender des Kriya-Yoga
kuṇḍalinī	wörtl. »die Aufgerollte«, Schlange. Kosmische Kraft mit Sitz im untersten Nervenzentrum des Mulādhāra-Chakras
kuṭastha	eine Yoga-Technik, mit der man die Sinne beruhigen und sich immer mehr auf das kosmische Bewußtsein einstellen kann
līlā	göttliches Spiel (in und mit der Schöpfung)
mahābhārata	klassisches indisches Epos, das die Bhagavadgitā enthält
mahāmudrā	»großes Siegel«, Körperübung im Kriya-Yoga und im Hatha-Yoga
mahākāśa	Vakuum-Zentrum unter der Fontanelle
mahāraj(a)	»großer König«, eine Respektsbezeichnung
mahāsamādhi	Der letzte willentliche Austritt eines Yogi aus seinem Körper, Tod eines Heiligen
mahāsāya	religiöser Titel; Bedeutung: »weitherzig«
mahātmā	eine Seele, die das Selbst verwirklicht hat, großes Selbst, große Seele, Titel von Asketen
manas	Verstandes- oder Sinnesbewußtsein
manipura	Das Chakra in der Nähe des Nabels
Mantra (mantra)	heiliges Wort, Gebetsformel, Tonschwingung, Gedankeninstrument
mantra-yoga	Yogaform, in der mit Hilfe von Mantras meditiert wird
Maya (māyā)	Begriff des Vedanta [wörtl.: »die Messende«]: die optische Täuschung, die bewirkt, daß das Eine als vieles erscheint; auch: göttliche Macht, Illusion der Sinnenwelt, Wunderkraft der Erscheinung, Täuschung des Anscheins
mokṣa	Befreiung, Erlösung, Heil
mudrā	Āsana bzw. Haltung oder Geste zur Kontrolle

	der Lebenskraft oder spirituellen Zwecken; ein Siegel im Yoga
mulādhāra	Chakra am unteren Ende der Wirbelsäule (am Steißbein)
nāḍī	Nervenkanal
nirvāṇa	Verwehen, Verlöschen, Ziel der Befreiung im Buddhismus
nirvikalpa-samādhi	höchstes kosmisches Bewußtsein; der formlose Zustand, wo es keine Unterscheidung zwischen Subjekt und Objekt mehr gibt; Einheit mit Brahman; auch: kontemplative Versenkung, bei der jede Tätigkeit der Sinne und Gedanken aufgehoben ist
om	[aum] heiligstes Wort der Veda; die kosmische Schwingung, Urlaut, das Wort das am Anfang war [vergleichbar: Amen]
padma	Lotus, Zentrum
paṇḍit	ein Gelehrter
para-bhakti	Liebe zu Gott
paramahansa/ paramahamsa	höchster Titel für einen Yogi, der das Selbst verwirklicht hat; auch: »der höchste Schwan«
paramātman	die Allseele, die universelle Seele; Parātman das höchste Selbst, Gott wörtl.: »die höchste Seele«
paraṃguru	der Guru eines Guru; wörtl.: »der dahinter Stehende«
paramiṣṭa guru	der Guru des Paraparam Guru
para-prakṛti	göttliche Eigenschaften, die zu Gotteserkenntnis oder Selbst-Verwirklichung führen
paraparaṃ-guru	der Guru des Paramguru
parāśara (Eigenname)	Vater Vyāsadevas, ein großer Weiser
parāvasthā (para-avasthā)	höchste Meditationsstufe im Kriya-Yoga
Patanjali (patañjali)	Autor des Yogasūtra
pingalā	der Nervenkanal auf der rechten Seite der Suṣumnā, der Sonnennerv

prakṛti — Ursprung der Materie, Urnatur, materielle Grundlage der Schöpfung, bestehend aus den drei guṇas

prāṇa — Hauptenergie, Lebenskraft, Atem, Lebenshauch (pneuma, spiritus)

prāna-vāyu — Lebensatem, der den ganzen menschlichen Körper durchströmt. Er bewegt sich im Bereich der Brust

prāṇāyāma — Rhythmische Kontrolle des Atems. Die vierte Stufe des Yoga

prārabdha (karma) — Rest der Folgen der Handlungen, die man in frühren Existenzen vollbracht hat und die man im gegenwärtigen Leben ausleben muß

pūraka — Einatmung, die eingeatmete Luft

puruṣa — geistiges Prinzip im Samkhya, die Einzelseelen

puruṣāyat — Selbst-Bemühung, Äußerung des Selbst

rajas — Aktivität, Bewegung – eine der drei guṇas

rājarṣi — ein königlicher Weiser, Philosophen-König

recaka — Ausatmung

Rishi (ṛṣi) — vedischer Seher, der die Wahrheit »geschaut hat«, Weiser, Prophet

sadguru — der wirkliche Guru, der zur Selbst-Verwirklichung führt

sādhaka — ein Suchender und Schüler

sādhanā — spirituelle Übung, geistiger Weg

sādhu — geistiger Anwärter

sahasrāra(-cakra) — der tausendblättrige Lotus am Scheitel des Kopfes

śakti — göttliche Energie, die sich in der Schöpfung manifestiert, personifiziert als weibliches Prinzip oder Göttin

salsai — (und gairus) sind zwei wichtige Nerven, durch deren Kontrolle eine Person ihre Lebenskraft regulieren kann

samādhi — Überbewußtsein; Eins-sein des Geistes; Ein-

	heit von Subjekt und Objekt; auch: Versenkung (letzte Stufe der Meditation)
samāna (-vāyu)	einer der Lebenshauche, dessen Funktion es ist die Verdauung zu unterstützen
saṃskāra	gedanklicher Eindruck der Vergangenheit
sāṅkhya	eines der sechs orthodoxen philosophischen Systeme des Brahmanismus, die eine genaue Klassifizierung der verschiedenen Übergänge von einem Geisteszustand in den anderen enthalten
saṃsāra	Kreislauf der Wiedergeburten
śaṅkara/shankara	bedeutender Philosoph Indiens der den Vedanta im Sinne der Nicht-Zweiheit auslegt.
Sannyasi (saṃnyāsin)	Entsagender [aus Wortwurzeln »beiseite werfen«]
saṃskṛta	»geschliffen, vollkommen«
sat	Sein, Essenz, Wirklichkeit
sat-cit-ānanda	Sein – Bewußtsein – Glückseligkeit das höchste Ziel der Gotteserkenntnis bzw. Selbst-Verwirklichung
sattva	Ausgeglichenheit, Reinheit oder Weisheit – eine der drei Gunas
śānti	Frieden
śāstras	heilige (indische) Bücher
savikalpa-samādhi	der Samadhi-Zustand »mit Unterschied«. Der Gottsucher fühlt noch eine gewisse Trennung von Gott
Shiva (śivā)	der destruktive Aspekt Gottes, die dritte Person der Hindu-Trinität. Oft als kosmischer Tänzer dargestellt
śloka	Doppelverse
Sri (śrī)	respektvoller Titel und Anrede: Herr
susumnā	zentraler Nervenkanal im Rückenmark, der sich bei spiritueller Entwicklung öffnet

swami (svāmin)	»Einer, der eins mit seinem Selbst (swa) geworden ist«
tamas	Trägheit – eine der drei guṇas
tapas	innere Hitze oder Energie, Askese, Intensität des Strebens
turīya, turya	wörtl.: das Vierte; der transzendente Zustand jenseits der drei psychischen Zustände Wachen, Traum und Tiefschlaf
udāna	Einer der Lebenshauche, der den menschlichen Körper durchdringt und mit Lebenskraft erfüllt. Er wohnt in der Brusthöhle und kontrolliert die Einnahme von Luft und Nahrung
upaniṣad	Die berühmten Hinduschriften, »Upanishaden«, die die Philosophie der Veden enthalten: insgesamt 108, darunter 11 sog. Hauptupanishaden
vāyu	Wind, kosmischer Atem; vedische Gottheit
veda/Veden	die Offenbarungsschriften der Hindus, bestehend aus dem Rig-Veda, dem Sama-Veda, Yayur-Veda und Artharvar-Veda.
vedānta	wörtlich »das Ende der Veden«, die systematisierten Grundgedanken ihrer Lehren, ein philosophisches System, das hauptsächlich auf den Upanishaden, der Bhagavadgītā und den Brahma-Sūtras besteht und auf die Nichtdualität gründet *(advaita-vedānta)*
Vishnu (viṣṇu)	Gott als Erhalter, die zweite Gottheit der hinduistischen Trinität
vyāna	Einer der Lebenshauche, die den ganzen Körper durchziehen und die Energie, die durch Nahrung und Atmung gewonnen wird, durch den gesamten Körper kreisen läßt
vyāsa	(Vyāsadeva) der bedeutendste Philosoph der Vorzeit. Er ist eine Inkarnation Vishnus und zu literarischer Tätigkeit ermächtigt; er stellte die Veden, die Upanisaden, die Purānas, das Mahābhārata, das Vedāntasūtra usw. zusammen.